FACULTÉ DE MÉDECINE DE PARIS

Année 1891 — **THÈSE** N° — 100

POUR

LE DOCTORAT EN MÉDECINE

Présentée et soutenue le jeudi 19 mars 1891, à 1 heure

Par Maurice GARSONNIN
Né à Henrichemont (Cher), le 30 avril 1862.

HISTOIRE
DE L'HOPITAL SAINT-ANTOINE
ET DE SES ORIGINES
ÉTUDE TOPOGRAPHIQUE, HISTORIQUE ET STATISTIQUE

Président : M. LABOULBÈNE, *professeur.*

Juges : MM. MATHIAS-DUVAL, *professeur.*
CHAUFFARD, NETTER, *agrégés.*

Le Candidat répondra aux questions qui lui seront faites sur les diverses parties de l'enseignement médical.

PARIS
HENRI JOUVE
IMPRIMEUR DE LA FACULTÉ DE MÉDECINE
15, rue Racine
1891

FACULTÉ DE MÉDECINE DE PARIS

Doyen	M. BROUARDEL.
Professeurs	MM.
Anatomie	FARABEUF.
Physiologie	Ch. RICHET.
Physique médicale	GARIEL.
Chimie organique et chimie minérale	GAUTIER.
Histoire naturelle médicale	BAILLON.
Pathologie et thérapeutique générales	BOUCHARD.
Pathologie médicale	DIEULAFOY.
	DEBOVE.
Pathologie chirurgicale	LANNELONGUE.
Anatomie pathologique	CORNIL.
Histologie	MATHIAS DUVAL.
Opérations et appareils	TILLAUX.
Pharmacologie	REGNAULD.
Thérapeutique et matière médicale	HAYEM.
Hygiène	PROUST.
Médecine légale	BROUARDEL.
Histoire de la médecine et de la chirurgie	LABOULBÈNE.
Pathologie comparée et expérimentale	STRAUS.
Clinique médicale	G. SÉE.
	POTAIN.
	JACCOUD.
	PETER.
Maladie des enfants	GRANCHER.
Clinique de pathologie mentale et des maladies de l'encéphale	BALL.
Clinique des maladies cutanées et syphilitiques	FOURNIER.
Clinique des maladies du système nerveux	CHARCOT.
Clinique chirurgicale	[illegible]
Clinique des maladies des voies urinaires	GUYON.
Clinique ophthalmologique	[illegible]
Cliniques d'accouchements	[illegible]

Professeurs honoraires:

MM. RICHET, SAPPEY, HARDY et [illegible]

[illegible]

MEIS ET AMICIS

INTRODUCTION

L'hôpital Saint-Antoine est situé au numéro 184 de la rue du Faubourg-Saint-Antoine. Il a été fondé par décret de la Convention nationale le 28 nivôse an III (17 janvier 1795). Moins ancien que la plupart de nos grands hôpitaux parisiens, l'Hôtel-Dieu, la Charité, la Pitié, Saint-Louis, moins ancien même que son voisin l'hôpital des Enfants-Trouvés, son histoire est cependant des plus longues et des plus intéressantes, car il a été installé dans les bâtiments d'une ancienne abbaye de femmes, l'abbaye royale de Saint-Antoine-des-Champs, dont l'origine remonte à la fin du XIIe siècle. Ce fut une abbaye riche et célèbre que cette abbaye de Saint-Antoine qui a donné son nom au faubourg Saint-Antoine, et elle a joué un rôle important dans l'histoire. Lorsque les rois de France faisaient par la porte Saint-Antoine leur entrée solennelle dans leur bonne ville de Paris, c'est à Saint-Antoine qu'ils s'arrêtaient et c'est là que les députations de la ville venaient les chercher; lorsqu'ils venaient à mourir en dehors de Paris c'est encore à l'abbaye de Saint-Antoine qu'on transportait leur corps, avant le transfert solennel à Notre-Dame et à Saint-Denis. L'abbesse avait le titre de Dame du Faubourg Saint-Antoine et était au XVIIIe siècle une puissance ecclésiastique ; les premières familles du royaume, les Molé, les Bourbon-Condé, les Beauvau-Craon, briguaient l'honneur de mettre à la tête de cette abbaye une fille de leur maison. L'abbaye de Saint-Antoine était de l'Ordre de Citeaux ; il y avait à Paris d'autres maisons du même ordre (1), mais aucune n'était aussi ancienne ni aussi célèbre. L'abbaye de Saint-Antoine fut supprimée en 1791 ; son église devint le chef-lieu d'une paroisse et les bâtiments conventuels servirent de magasins aux subsistances militaires. Enfin, en l'an III, l'hôpital y fut installé.

Nous diviserons en conséquence notre ouvrage en trois parties bien distinctes. D'abord l'histoire de l'abbaye (1198-1790), ensuite l'his-

1. Port-Royal, l'abbaye de Pantemont, l'abbaye aux bois, les Bernardines, les Filles-Dieu et les Feuillantines.

toire de la période intermédiaire (1791-1795), enfin l'histoire de l'hôpital (1795-1891).

Avant de commencer cette histoire nous croyons devoir donner quelques détails sur la façon dont nous avons exécuté cette monographie et répondre d'avance à quelques objections. Lorsque nous avons entrepris cette étude nous croyions qu'il n'existait encore ni histoire de l'abbaye, ni histoire de l'hôpital; nous nous étions trompés sur le premier point et nous en eûmes bientôt la preuve. M. Hippolyte Bonnardot avait publié en 1882 une étude sur l'abbaye royale de Saint-Antoine-des-Champs de l'Ordre de Cîteaux; notre première visite à la Bibliothèque de la ville de Paris nous fit connaître cet ouvrage qui a été fait avec un rare sentiment de la vérité historique et qui est de tout point excellent. Notre tâche devenait donc relativement facile de ce côté. L'histoire de M. Bonnardot nous donna des indications précieuses qui nous permirent de rechercher, soit aux Archives, soit dans les ouvrages des historiographes parisiens les documents originaux de l'histoire de l'abbaye. Nous avons emprunté à M. Hip. Bonnardot le plan même de son ouvrage en adoptant, dans le récit des faits dont l'abbaye a été le théâtre, l'ordre chronologique.

Désirant présenter une histoire aussi complète que possible, force nous a été de reproduire tout ce que M. Hip. Bonnardot avait reproduit, mais nous y avons ajouté un grand nombre de documents nouveaux : cela donne à la partie de notre ouvrage intitulée, *Chronique de l'Abbaye de Saint-Antoine*, une similitude avec l'ouvrage de M. Hip. Bonnardot, similitude qui n'est qu'apparente et qu'une lecture attentive dissipera. Quant aux autres chapitres de l'histoire de l'Abbaye, nous les avons refaits entièrement et nous leur avons donné un développement qu'ils n'avaient pas auparavant; quelques-uns même sont entièrement nouveaux. Tous les renseignements que nous donnons sur les abbesses et leur biographie ont été puisés dans la *Gallia Christiana*, dont nous avons fait une traduction aussi serrée que possible; nous avertissons le lecteur que pour chacun de ces renseignements biographiques, nous n'avons pas jugé utile de renvoyer à la page; nous indiquons ici, en bloc, la source où nous avons puisé. On trouvera ces renseignements dans le tome VII de la *Gallia Christiana*, page 899 à 906. L'ouvrage de M. Alfred Bonnardot sur les *Anciens Plans de Paris*, nous a guidé dans notre étude topographique. Enfin, nous avons tenu à conserver l'orthographe originale des ouvrages que nous citions et il nous est arrivé fréquemment de conserver les tournures de phrases et l'orthographe, même quand nous ne citions pas textuellement.

L'histoire de l'hôpital Saint-Antoine a été composée en grande partie au moyen des documents officiels, Comptes moraux ou Comptes financiers, que le Directeur de l'Assistance Publique avait bien voulu faire mettre à notre disposition. Ces Comptes moraux s'arrêtent à 1887 ; c'est ce qui explique que nous n'avons pas pu donner les chiffres postérieurs à 1887. Cette histoire est absolument nouvelle et nous ne croyons pas qu'elle ait jamais été faite d'une façon méthodique et complète.

Nous avons eu un instant l'idée d'ajouter, à l'histoire de l'hôpital Saint-Antoine, un chapitre qui aurait eu pour titre : « Rôle de l'hôpital Saint-Antoine pendant les journées de juillet 1830, février et juin 1848, décembre 1851 et pendant la Commune de 1871 ». Après avoir fait, dans ce but, des recherches sur les livres d'entrées de l'hôpital, nous avons abandonné notre projet. Il nous aurait été difficile de parler de ces événements sans citer les noms des blessés reçus à l'hôpital et nous n'avons pas cru pouvoir publier des noms vis-à-vis desquels sont inscrites, sur les registres, les observations suivantes : *évacué sur Saint-Lazare ou sur Mazas, — envoyé à la Roquette par ordre de l'officier de service à l'hôpital, — emmené par le commissaire de police, — envoyé à Mazas, — consigné par la préfecture de police ou par le commissaire de police, — renvoyé et mis à la disposition de l'autorité militaire, — évadé*, etc. En outre, beaucoup de personnes ayant pris une part effective à ces événements vivent encore aujourd'hui et cela suffit pour nous commander le silence. Pas un seul nom saillant ne se trouve, d'ailleurs, dans ces listes de blessés ; on n'y trouve pas même, le 3 décembre 1851, le nom de Baudin apporté mourant à l'hôpital Saint-Antoine où il ne resta que quelques heures. Qu'il nous suffise de dire que les entrées les plus nombreuses ont eu lieu : le 28 juillet 1830 (27 blessés reçus), le 29 juillet 1830 ([illegible]), le 30 juillet 1830 (14), le 24 juin 1848 (26), le 26 juin 1848 (43), le 26 mai 1871 (73), le 27 mai 1871 (88 blessés, parmi lesquels [illegible] hommes de l'armée régulière), enfin le 28 mai 1871 (82).

A ce chapitre projeté, [illegible]

malades reçus à cette époque à Saint-Antoine et les observations placées vis-à-vis chaque admission seraient des documents suffisants pour écrire l'histoire du siège de Paris en 1870-71. On en jugera par les quelques cas suivants : le 22 septembre, un soldat breton est reçu pour hypocondrie ; le 24 octobre, un homme vient demander son admission pour une balle reçue dans l'épaule en allant récolter des pommes de terre ; le 10 décembre, une femme entre atteinte de fièvre et le régistre constate qu'elle a laissé son enfant mourir de faim. Les entrées de soldats atteints de variole, rougeole, etc., sont innombrables pendant les mois d'octobre, novembre, décembre et janvier ; plus tard c'est la fièvre typhoïde qui décime notre armée. Pendant le siège, le maximum d'entrées fut atteint au commencement de décembre, au moment des batailles de Champigny : le 1er décembre, 145 blessés militaires furent reçus à l'hôpital Saint-Antoine, qui en admit encore 101 le lendemain.

Nous avons fait reproduire pour cette étude cinq plans dont plusieurs n'ont pas encore été publiés. Le premier, le dessin de 1481, a été reproduit un certain nombre de fois, mais les deux suivants, le plan de l'abbaye vers 1740 et le plan de la censive de l'abbaye dans le faubourg Saint-Antoine sont absolument inédits ; le plan de l'hôpital Saint-Antoine en 1820 a été pris dans un atlas des plans des hôpitaux levés par ordre de l'administration. Enfin notre dernier plan, celui de l'hôpital actuel, nous a été prêté fort obligeamment par M. Petit, architecte de Saint-Antoine, auquel nous adressons ici nos remerciements; ce plan est non seulement à jour, mais il contient, au sud-est, un projet de maternité qui sera probablement construite cette année même ; ce projet est indiqué par des hachures fines.

Avant de terminer nous adressons nos remerciements à notre excellent président de thèse, M. le professeur Laboulbène, à l'instigation duquel nous avons entrepris cette étude, et à tous ceux qui nous ont aidé dans notre tâche.

GARSONNIN MAURICE.

Paris, le 5 mars 1891.

PREMIÈRE PARTIE

Histoire de l'Abbaye de Saint-Antoine des Champs lez Paris.

CHAPITRE PREMIER

LE FAUBOURG SAINT-ANTOINE.

Les historiens ne sont pas tous d'accord sur la date de la fondation de l'abbaye Saint-Antoine. Du Breul la fixe en 1181, La Caille en 1182, Le Maire en 1190, Germain Brice en 1193, Rigord et Nangis en 1198 et Albéric en 1199. Avec M. H. Bonnardot nous adoptons la date de 1198 qui est également celle que donnent Corrozet, Piganiol de la Force, Lebœuf, Félibien, etc... La date exacte importe peu d'ailleurs, car ce ne fut qu'un peu plus tard que l'abbaye fut vraiment fondée. Vers 1198 des usuriers et des femmes débauchées, convertis par la parole de Foulques, curé de Neuilly-sur-Marne, s'étaient réunis autour d'une chapelle dédiée à Saint-Antoine pour y expier par une vie exemplaire les fautes de leur passé. Mais ils n'atteignirent pas, je suppose, le but qu'ils s'étaient proposés, car en 1204 Odon de Seuly, évêque de Paris, menaça de les chasser tous s'ils ne se rangeaient pas sous une congrégation réformée. Quelle faute grave avait pu occasionner cette menace d'Odon ? nous ne le savons. Les anciens usuriers avaient peut-être un peu trop usé, voire abusé, de leurs compagnes ; ou bien encore ces dernières s'étaient trop souvenues de leur ancien métier. Il est permis de faire cette hypothèse. Toujours est-il que, sur les conseils de Guillaume, archevêque de Bourges, les femmes se soumirent à la règle de Citeaux, et leur maison, dont l'entrée fut interdite aux hommes, fut alors érigée en abbaye par Odon. C'est donc de l'année 1204 que date la véritable fondation de l'abbaye de Saint-Antoine.

L'abbaye de Saint-Antoine était située en dehors des murs de Paris, sur le bord d'un chemin qui prit plus tard le nom de Chaussée Saint-Antoine. Ce chemin sortait de l'enceinte de Paris à la Porte Baudoyer et portait successivement différents noms ; c'était d'abord la rue de la Porte Baudeer, *vicus Porte Baudeerii*, plus loin il s'appelait rue de l'Aigle, *vicus de Aquila*, plus loin encore on le nommait rue du Pont-Perrin. Lorsque Charles V eut agrandi l'enceinte de Paris et fait construire la porte Saint-Antoine et la Bastille (1), ces différents noms disparurent et se fondirent en un nom unique, la rue Saint-Antoine. De l'autre côté de la porte Saint-Antoine commençait le faubourg Saint-Antoine, compris presque en entier dans la censive de l'abbaye, ainsi que nous le montrerons plus loin. Jusqu'au XVIIe siècle le faubourg Saint-Antoine se composait de [illegible] et de terres labourées que traversaient trois chemins disposés en forme de patte d'oie. Le chemin du milieu est désigné sous le nom de *Chemin de St-A. des Champs* sur le plan de Vassalieu ; mais on l'appelait plus communément *Chaussée Saint-Antoine* ; plus tard, au XVIIe siècle il prit le nom de grande rue du faubourg Saint-Antoine, ou simplement rue du faubourg Saint-Antoine, nom qu'il a conservé jusqu'à nos jours. Tous ces noms ont la même origine ; ce chemin avait pris le nom de l'abbaye devant laquelle il passait. Au delà de l'abbaye, qui était située au sud de la chaussée Saint-Antoine, entre cette chaussée et le chemin de Charenton, le chemin de Saint-Antoine traversait une sorte de [illegible]

(1) La Bastille, dont la première pierre fut posée le 22 avril 1370 par Hugues Aubriot, prévôt de Paris, fut bâtie [illegible]

point qui devint, sous Louis XIV, la place du Trône, puis il se rétrécissait et, sous le nom de chemin de la Pissotte, se rendait en serpentant au village de Vincennes. Les deux autres chemins qui complétaient la patte-d'oie étaient au nord le chemin de Charonne, aujourd'hui rue de Charonne ; au sud le chemin de Charenton et Saint-Maur ; le premier se détachait de la chaussée Saint-Antoine à une courte distance de la Bastille ; le second venait aboutir à l'Esplanade située devant la Bastille. Ces trois voies principales étaient reliées entre elles par un certain nombre de chemins ou rues percées à différentes époques : rues Saint-Nicolas, de Reuilly, Sainte-Marguerite, Traversière, Saint-Bernard, la petite rue de Reuilly, les rues de Cotte, d'Aligre, de Beauvau, Trouvée et le Noir.

Parmi les chemins les plus anciens se trouvait le chemin ou rue de Montreuil qui venait se réunir à la chaussée Saint-Antoine sous un angle très aigu juste vis-à-vis l'abbaye ; l'angle formé par cette réunion était occupé par une maison que nous voyons représentée pour la première fois sur le plan de Tapisserie conservé à l'Hôtel de Ville ; cette maison sera plus tard une boucherie appartenant à l'abbaye.

De nombreux villages entouraient le faubourg Saint-Antoine au nord, à l'est et au sud : Popincourt, Charonne, la Croix-Faubin, Montreuil, Vincennes, Picpus, Charenton, Conflans.

Jusqu'au milieu du XVIIe siècle on ne voit représentés dans toute l'étendue du faubourg Saint-Antoine que l'abbaye de Saint-Antoine, l'ancien château de Reuilly et quelques moulins à vent. Mais à partir de cette époque de nombreuses maisons s'élèvent et les plans de Paris signalent l'emplacement d'un grand nombre de couvents ou hôtels particuliers. Le plan de Jean Boisseau ([illegible]) indique la maison de la Providence dans la rue du Faubourg-Saint-Antoine ; celui de Jouvin de Rochefort (1672) signale [illegible] Royale, [illegible] des Enfants-Trouvés et l'Ave de [illegible]. Sur le plan de Nicolas de Fer, paru en 1697, nous trouvons les couvents de Filles de la Croix, des Filles de la Madeleine [illegible] des Filles de N.-D. de Bon-Secours, rue de Charonne, l'église de Sainte-Marguerite [illegible] rue Saint-Bernard [illegible] de Rambouillet, rue de la Planchette [illegible] la manufacture des glaces [illegible] 17[illegible] [illegible] vent des Filles de Sainte-Marguerite, rue Saint-Bernard ; l'hôtel de Gournai, rue de Charenton, et enfin une fontaine qui existe encore aujourd'hui et qui est située à l'intersection des rues de Montreuil et du faubourg Saint-Antoine. Le plan de Verniquet, achevé en 1791, indique le marché Saint-Antoine et les nouvelles rues qui y aboutissaient.

Le faubourg Saint-Antoine était, on le voit, occupé par de nombreux couvents. Mais à la fin du XVIIIe siècle, et surtout au commencement du XVIIe (?), il dut sa célébrité à d'autres maisons que les plans ne signalent pas mais qui tinrent une grande place dans la chronique galante de l'époque ; nous voulons parler des petites maisons que les grands seigneurs faisaient construire dans le faubourg Saint-Antoine pour y loger leurs amours. L'exemple venait de haut d'ailleurs et le jeune roi Louis XIV venait souvent frapper à un petit hôtel de campagne, dont le jardin, discret par ses ombrages, entendit les premiers soupirs de la tendre mademoiselle de la Vallière (1). Les maisons semblables étaient nombreuses aux environs de la rue du Faubourg-Saint-Antoine, mais leur histoire diffère trop de celle d'une abbaye ou d'un hôpital pour que nous puissions en parler plus longuement.

Il est plus intéressant pour nous de savoir ce qu'étaient les habitants sur lesquels l'abbesse avait des droits relativement étendus et qu'elle défendit à différentes reprises contre les empiètements du pouvoir royal. Pendant longtemps le faubourg Saint-Antoine ne compta que peu d'habitants occupés presque tous à des travaux de culture. Au commencement du XVIIIe siècle, au contraire, le faubourg Saint-Antoine qui s'était rapidement développé, était fort peuplé et de nombreuses maisons s'élevaient de chaque côté des rues principales. Beaucoup d'ouvriers y habitaient, mais c'étaient plutôt les brasseurs que les [illegible].

A l'entrée de la grande rue du faubourg (2), la bordure demeurait la même depuis un siècle ; presque pas de maisons [illegible] s'élevant aussi haut que leur chef de file (3), mais chacune d'elles se réservait encore [illegible] son jardin. Les constructions du côté gauche [illegible]

(1) Voir [illegible]

(2) [illegible]

(3) [illegible]

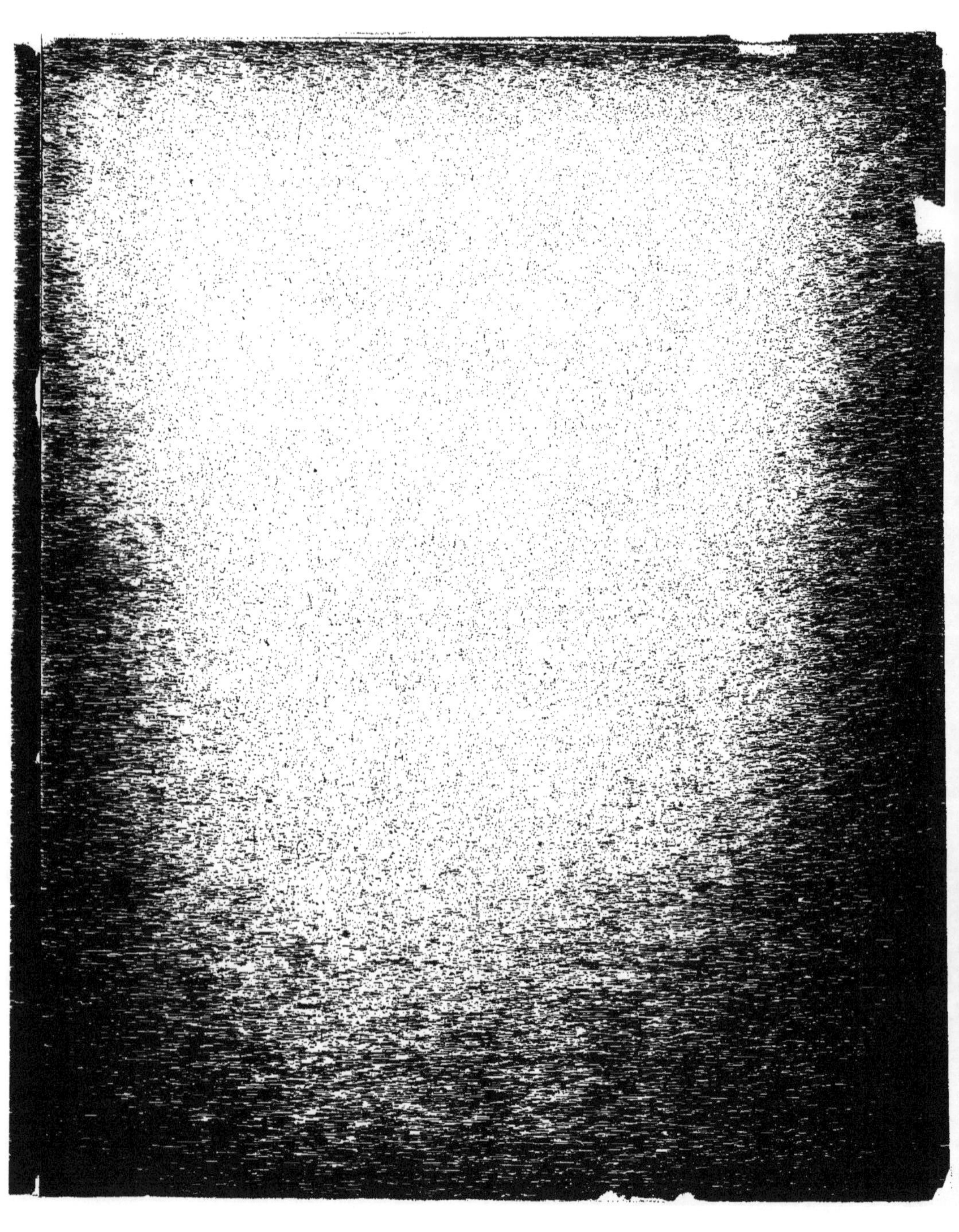

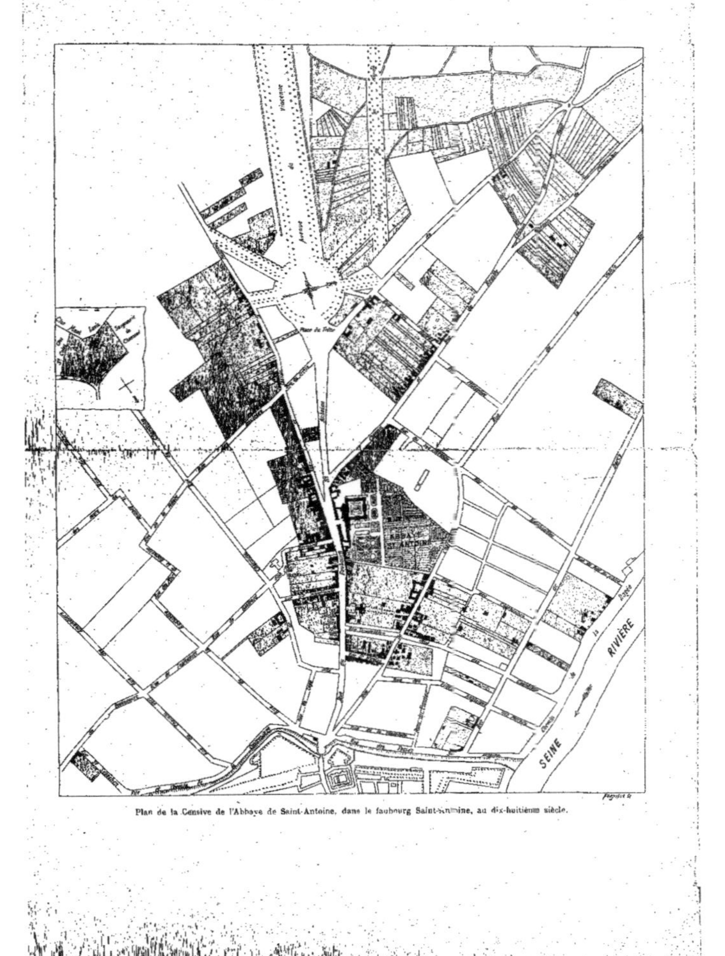

Plan de la Censive de l'Abbaye de Saint-Antoine, dans le faubourg Saint-Antoine, au dix-huitième siècle.

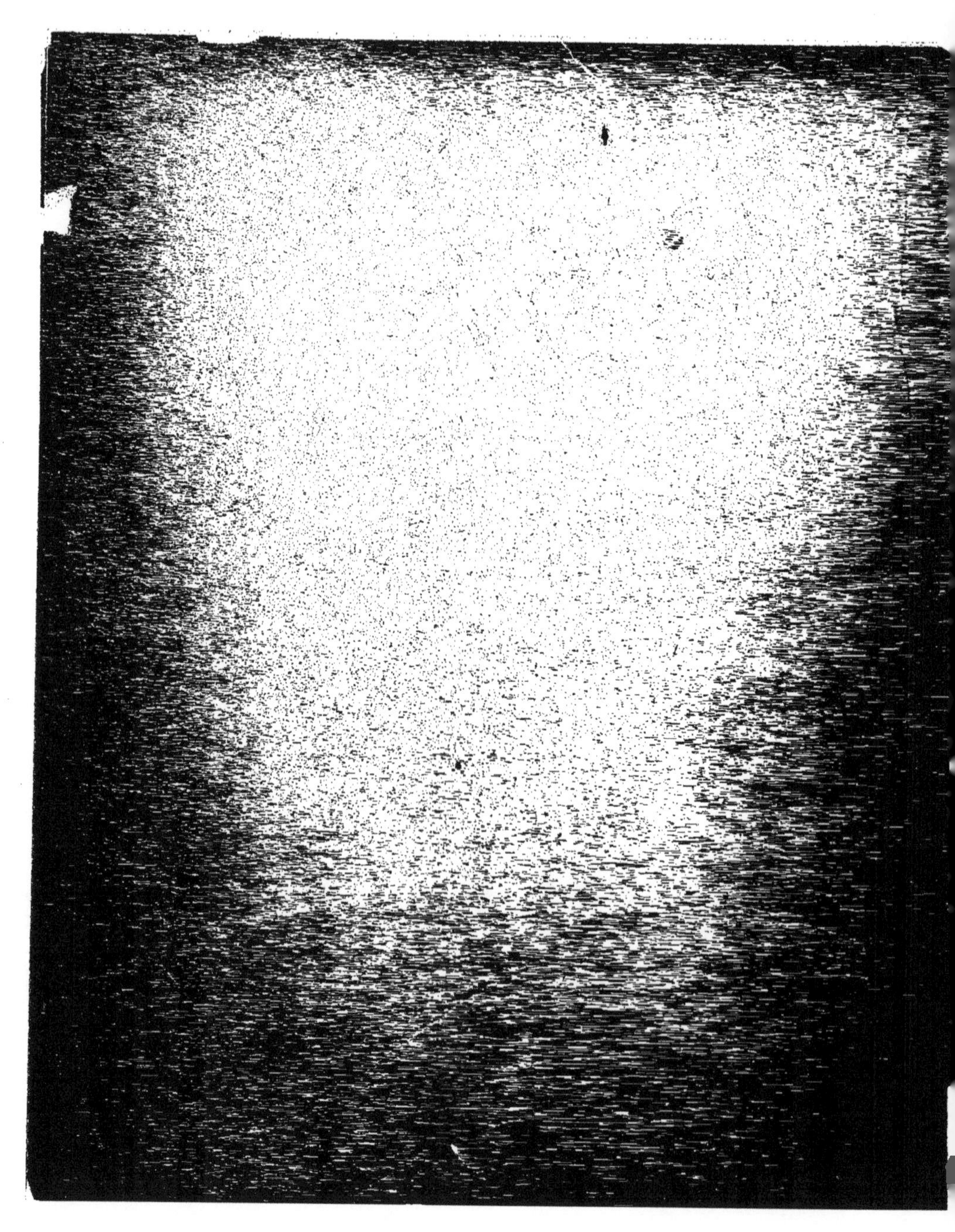

vraient depuis moins longtemps le vaste chantier qu'elles s'étaient partagé. Et un dernier élan fut si bien pris sur les deux rives de la rue, qu'en l'année 1739, entre la Bas tille et le rond-point, où s'arrête encore le faubourg, il ne se pressait guère moins d'habitations qu'à présent. Beaucoup sont restées telles quelles. » De nombreuses enseignes de marchands, existant encore aujourd'hui, datent de cette époque : à la Borne d'Or, au Singe-Vert, au Griffon, etc... Vers la fin du XVIIIe siècle le commerce principal du faubourg n'était plus comme autrefois la fabrication de la bière, mais bien plutôt la fabrication des meubles. « Je ne sais comment ce faubourg subsiste, dit Mercier (1). On y vend des meubles d'un bout à l'autre ; et la portion pauvre, qui l'habite, n'a point de meubles. Les gens de la campagne font les trois quarts des achats ; et, en général, on ne leur délivre que le rebut de ces marchandises, ou ce qu'il y a de plus grossier dans ce genre de commerce. »

L'histoire du faubourg Saint-Antoine se confond presque en entier avec l'histoire de l'abbaye ; elle sera donc comprise dans le chapitre intitulé : « *Chronique de l'abbaye de Saint-Antoine* » et nous y renvoyons le lecteur. A la fin du XVIIIe siècle pourtant, le faubourg fut le théâtre de quelques évènements, que nous allons rappeler brièvement. L'un des premiers grondements de la Révolution s'y fit entendre : le 27 avril 1789 eut lieu, rue de Montreuil, le pillage de la maison de Réveillon, riche fabricant de papiers peints. Moins de trois mois après, le 14 juillet, le peuple se précipitait vers la Bastille, s'en emparait et la démolissait. Ces évènements sont trop connus pour qu'il soit nécessaire d'insister.

Nous terminerons cette étude rapide du faubourg Saint-Antoine par la description de différents plans conservés aux Archives. En outre de leur grand intérêt pour l'histoire de l'abbaye Saint-Antoine, ces plans nous serviront de pièces justificatives aux yeux des personnes disposées à croire que l'histoire du faubourg ne rentrait pas dans notre sujet. Le premier en date est un plan levé par Le Gendre en 1744 ; il a pour titre : « Carte générale du fauxbourg St-Antoine pour le Terrier de la seigneurie ou Sensive de l'Abbaye Royale des Dames de St-Antoine lez Paris ; fait en l'absence de S. A. S. Madame Marie Gabrielle Eléonor de Bourbon Condé, abbesse de la dite Abbaye, Sous les ordres de Mesdames Marie Sublet de Nainville, Prieure, de Cathe-

1. *Tableau de Paris*, par Mercier, 1789, tome 9, page 185.

rine Robinet, et Mangot dépositaires et M. de Saint-Romain, intendant de la dite Abbaye, en l'année 1744 par le Gendre architecte et Arpenteur de la ville. » Ce plan ne mesure pas moins de deux mètres de long sur deux mètres de large ; il est conservé aux Archives (N. Seine, 1e classe, n° 6). Sur ce plan on a lavé en rouge les parties relevant de la censive de l'abbaye. Tout près de la Bastille, nous ne voyons que la boucherie située sur l'Esplanade, et il faut arriver à la rue Saint-Nicolas pour commencer notre description. Toutes les maisons bordant à l'Ouest la rue Saint-Nicolas, relèvent de l'abbaye ; il en est de même de l'îlot de terrains compris entre les rues du Faubourg-Saint-Antoine, Saint-Nicolas, de Charenton et Traversière, sauf cependant une bande longeant le côté Ouest de cette dernière rue. Le pentagone formé par les rues du faubourg Saint-Antoine, la grande et la petite rues de Reuilly, la rue de Charenton et la rue Traversière relève en entier de Saint-Antoine, exception faite des maisons bordant à l'Est la rue Traversière et des marais de Reuilly. Rue de Charenton, entre la rue Moreau et la rue Traversière, nous trouvons quelques maisons avec jardins et chantier, et au sud de ce vaste enclos une bande de marais allant jusqu'à la rue de la Rappée ; plus loin entre la rue Traversière et la rue des Charbonniers, d'autres maisons avec trois parcelles de marais allant jusqu'à la rue de la Rappée ; dans cette même rue de la Rappée un vaste chantier avec quelques constructions est situé à l'angle nord du chemin de la Contrescarpe avec la rue de la Rappée ; au sud de cette dernière deux chantiers allant jusqu'à la Seine. Revenons à la rue du Faubourg-Saint-Antoine au nord de laquelle toutes les maisons relèvent de l'abbaye depuis la rue Saint-Nicolas jusqu'à la rue ou Chemin de Montreuille ; il en est de même de la plupart des maisons, jardins ou marais, situés des deux côtés des rues Sainte-Marguerite et Saint-Bernard jusqu'à la hauteur de l'église Sainte-Marguerite. Tout le côté nord de la rue de Montreuille relève de l'abbaye jusqu'à l'hôtel Titon ; plus loin, après avoir dépassé la rue des Boulets, on trouve encore de vastes jardins et quelques bâtiments. A l'angle de la rue de Montreuille et de la Grande rue du Faubourg Saint-Antoine est une boucherie ; deux bandes de terrain réunissant ces deux rues relèvent encore de la censive.

Un terrain bâti situé à l'angle des rues de Popincourt et Saint-Sébastien, l'hôtel de Mortagne situé rue de Charonne, deux parcelles de terrain situées entre la Grande Rue de Reuilly et la Rue de [illegible] puce complètent les dépendances de la censive de Saint-Antoine sur le plan de Le Gendre.

Un autre plan conservé aux Archives (N. Seine, 1re classe, n° 7), sert de complément au plan précédent. Il a pour titre « Plan général des terres appartenante à Mesdames de St-Antoine, de leurs Censive et qui compose la Ferme de Mesdittes Dames lesquelles contiennent en superficie 70 arpent 59 perche 3/4, levée en l'année 1745 par Le Gendre, Architecte ». Cette ferme composée de terres, vignes et luzernes, est située sur la paroisse Sainte-Marguerite, à l'est du faubourg Saint-Antoine ; elle est bornée au nord par la grande avenue de Vincennes, à l'est par un chemin qui sert de limite entre la paroisse Sainte-Marguerite et la paroisse de Charenton, au sud par le chemin de Charenton et à l'ouest par des terrains et jardins dont plusieurs sont de la censive du domaine.

En 1765, Madame de Beauvau-Craon, dernière abbesse de Saint-Antoine, fit lever par l'arpenteur Fourier un nouveau plan de la censive de son abbaye. Il existe aux Archives deux copies de ce plan : l'une exécutée par Babin, arpenteur (N. Seine, 2e classe, n° 16), la seconde faite par Rivière, arpenteur de la maîtrise des eaux et forêts de Paris en 1771 (N. Seine, 2e classe, n° 17). Ces deux plans beaucoup moins grands que celui de Le Gendre, sont d'autant plus intéressants qu'on y a inscrit les noms des propriétaires du fief du l'abbaye de Saint-Antoine ; 532 noms correspondant à 532 numéros du plan parcellaire sont inscrits à droite et à gauche de chacune des deux copies ; ces dernières ont sur les deux plans de Le Gendre l'avantage de montrer, sur une même feuille, toute l'étendue de la censive. On constate que sur ces deux copies la censive est plus étendue que sur le plan de Le Gendre ; dans la rue de Montreuil, l'hôtel Titon, et un terrain situé à l'angle de la rue de Montreuil et de la rue des Boulets sont représentés comme dépendant de la censive ; de même une vaste superficie de marais et de jardins situés près de la place du Trône, entre les rues de Picquepuce, des Buttes et de Reuilly, des terrains situés grande rue de Reuilly de l'autre côté de la rue des Buttes et quelques bâtiments entourés de jardins situés au point de jonction des rues de Charonne et Saint-André, près du Clos du Saint-Colas, du Clos Mont Loüis, et de la Seigneurie de Charonne.

Deux autres petits plans conservés aux Archives servent de complément aux précédents pour établir l'étendue du fief de Saint-Antoine ;

l'un est le plan de terres situées au terroir de Picpus, dépendances de l'abbaye Saint-Antoine (Seine, 3e classe, n° 16); l'autre est un Supplément au plan des terres de la Vallée de Fescamp, Champtier des hautes et basses Barbitonnes, appartenant à l'Abbaye Saint-Antoine (Seine, 3e classe, n° 1).

Nous avons fait reproduire le plan de Babin pour bien montrer l'étendue de la censive de Saint-Antoine. Nous ferons observer que sur cette reproduction le graveur n'a pas jugé à propos de conserver l'orthographe du plan original. Quant aux maisons qui sont, sur le plan de Babin, dessinées avec le plus grand soin, on s'est contenté d'en indiquer les masses à cause de la place restreinte dont le graveur disposait. Telle qu'elle a été exécutée notre reproduction est suffisamment exacte, et elle offre un intérêt d'autant plus grand que c'est la première fois, à notre connaissance du moins, qu'on publie ce plan de la censive de Saint-Antoine.

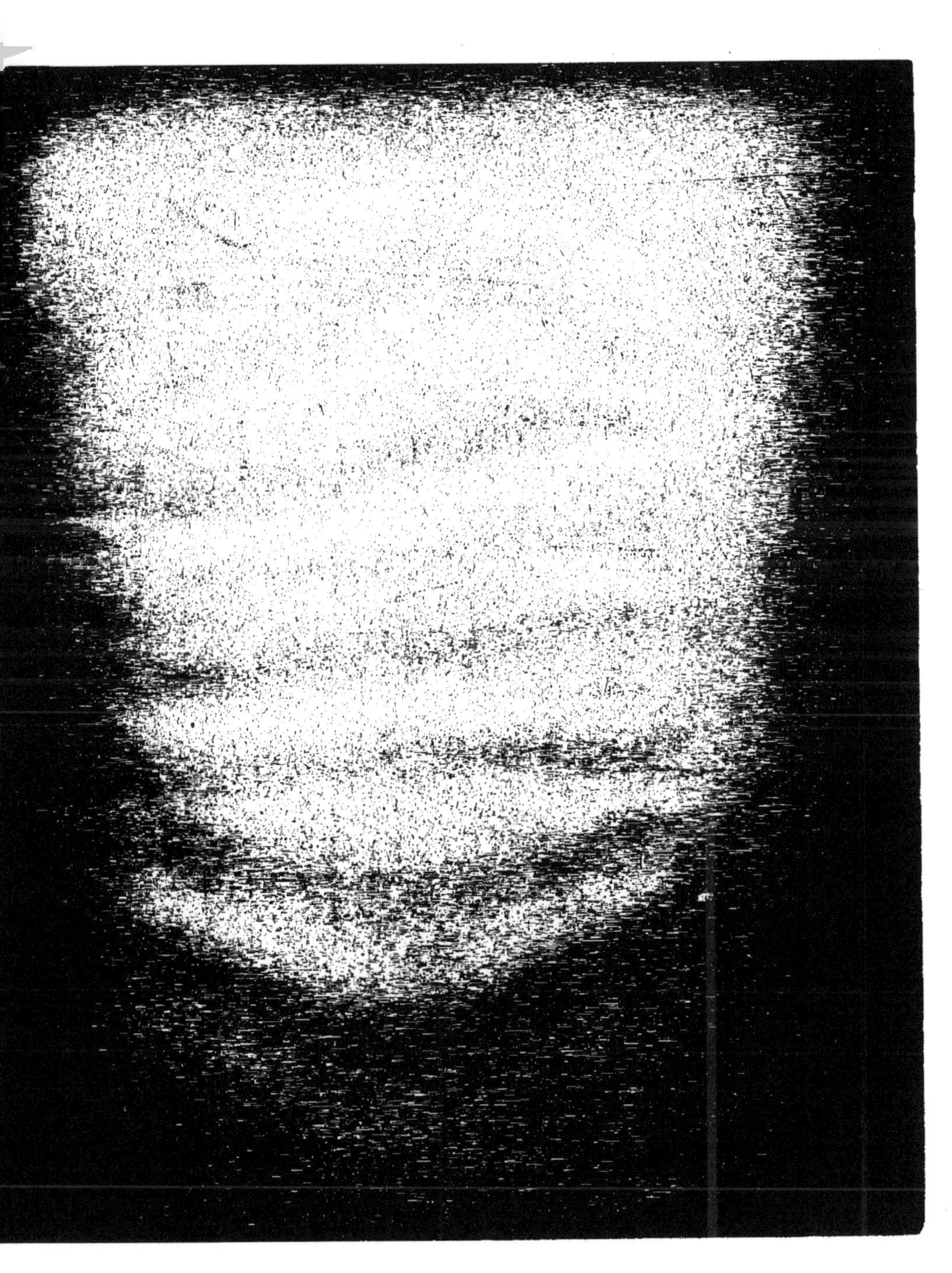

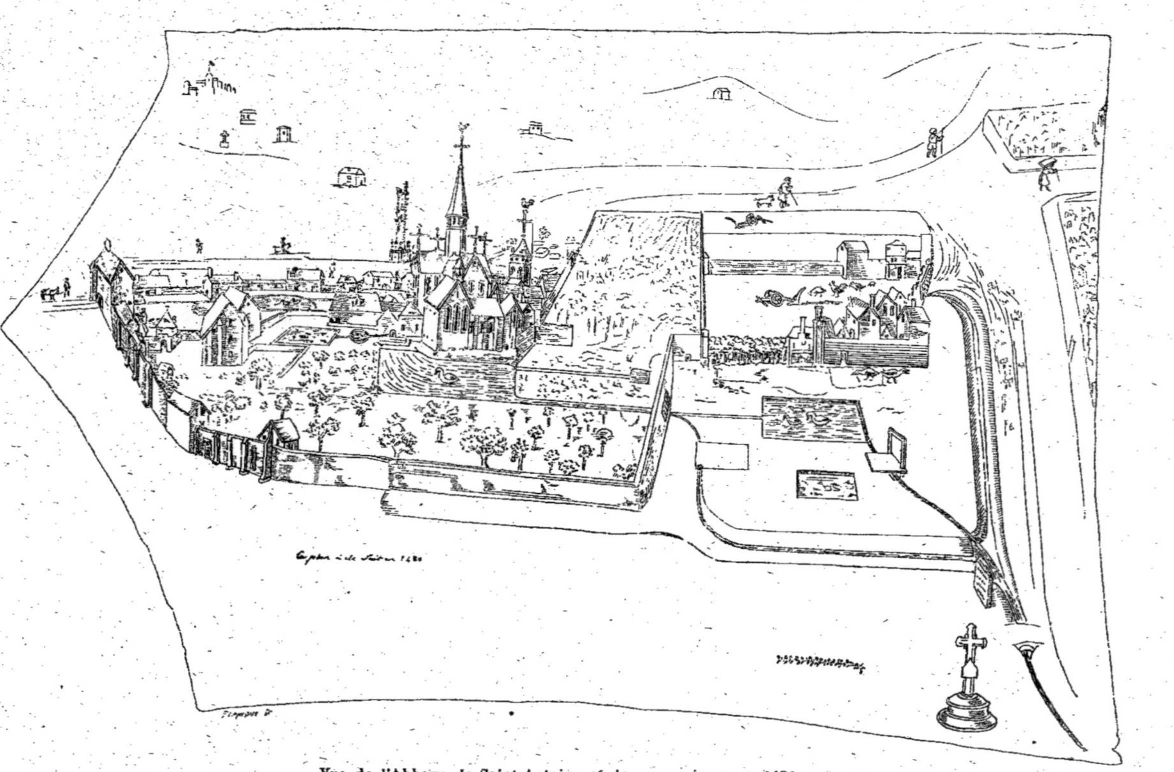

Vue de l'Abbaye de Saint-Antoine et de ses environs en 1481.

CHAPITRE II

DESCRIPTION DE L'ABBAYE DE SAINT-ANTOINE.

A propos de la censive de l'abbaye de Saint-Antoine, nous avons longuement parlé de la partie du faubourg qui avoisinait l'abbaye, mais nous avons omis à dessein de faire la description de l'abbaye elle-même. Avant de rapporter les principaux faits dont Saint-Antoine fut le théâtre nous voulons étudier aussi complètement que possible la topographie de l'abbaye aux différentes époques de son histoire. Les anciens plans de Paris et différents plans spéciaux conservés aux Archives nous fourniront les documents nécessaires à cette étude.

Nous ne parlerons pas des plans fictifs, tels que ceux de Dulaure, Legrand, etc... Ces plans ne sont que des reconstitutions plus ou moins imparfaites et une étude basée sur eux risquerait souvent d'être inexacte. Quant au plan en marqueterie exécuté vers 1520 par le luthier Gaspard Duiffoprugcar sur la table de dessous d'une basse à sept cordes, nous ne le connaissons que par la description qu'en donne M. Alfred Bonnardot : il est probable que l'abbaye de Saint-Antoine n'y était pas représentée.

La plus ancienne représentation de l'abbaye en est peut-être aussi la plus intéressante. C'est un curieux dessin à la plume sur parchemin daté de 1481 et conservé aux Archives (sect. top., IIIe cl., n° 730). Cette pièce capitale pour l'histoire de l'abbaye a 82 centimètres de long sur 54 centimètres de haut ; elle donne une vue perspective des bâtiments, de l'enclos et des environs. Il existe d'assez nombreuses reproductions de ce plan. L'hôpital Saint-Antoine en possède une copie de la grandeur de l'original, la Société de l'histoire de Paris et de l'Isle de France en a publié en 1880 une reproduction héliographique ; la bibliothèque de la Ville de Paris possède une copie réduite au quart, un calque et un dessin à la plume exécutés par M. H. Bonnardot d'après l'original et enfin deux épreuves de la planche que M. Bonnardot a fait graver pour son histoire de l'abbaye de Saint-Antoine. Nous empruntons à l'ouvrage de M. H. Bonnardot la description détaillée de ce plan (1) : « Sur ce dessin, au bas duquel on lit : Ce plan a été fait en 1481, et dont les arbres, les personnages en costume du temps, etc., décèlent par leur naïveté la touche du xve siècle, on aperçoit quelques bâtiments conventuels et un certain nombre de fermes disséminées dans divers enclos, ayant pour clôture tantôt une haute muraille flanquée de contreforts, tantôt un fossé où passe un cours d'eau. Au milieu de ces constructions plus ou moins champêtres, s'élève l'église abbatiale en forme de croix latine dont la toiture est surmontée, au point d'intersection de la nef et du transept, d'une tour avec flèche hexagonale (2) terminée par une grande croix supportant un coq. Une espèce de colombier ajouré de baies en plein cintre, et terminé, comme l'église principale, par une croix avec un coq, représente dans ce dessin, le clocher de la chapelle Saint-Pierre. Un petit bâtiment avec campanile, rappelant assez par sa structure l'ermitage primitif du saint anachorète, patron de l'abbaye, cache une partie du côté méridional de l'église abbatiale. Le surplus de l'enclos est occupé par des terres cultivées, des constructions à usage de fermes, des jardins, des bosquets, un colombier et plusieurs basses-cours avec mares ou bassins, dont les eaux se déversent dans un fossé aboutissant à la Seine. Une *pierre plate* dressée en 1466 sur la douve (ou rebord) de ce fossé dit *des trahisons*, sur laquelle se voit une inscription de quelques lignes, et une croix de pierre gothique dite *croix de la trahison*, élevée en 1479 par ordre de Louis XI, et dont la verge ou tige est décorée d'un écusson de pierre renversé (en signe de félonie, sans doute), destiné à recevoir une inscription, monuments commémoratifs qui devaient perpétuer le souvenir de la trahison des princes rebelles parjures à une trêve conclue en ce lieu avec le roi, en septembre 1465, à l'époque de la guerre de la *Ligue du bien public*, sont représentées sur le premier plan à droite, au sud de l'enclos de l'abbaye, non loin du point de croisement de la route de Paris à Charenton et à Saint-Maur avec le fossé qui allait de l'abbaye de Saint-Antoine à la Seine. Dans le haut du dessin, à gauche, on distingue vaguement les piliers du gibet de Montfaucon. Au bord de la grande

1. H. Bonnardot. *L'abbaye royale de Saint-Antoine-des-Champs*, 1882, pages 3 et 4.

2. La flèche était octogonale et non hexagonale, les nombreuses vues perspectives de l'église sont bien nettes à cet égard.

route ou chaussée Saint-Antoine, en face de l'entrée de l'abbaye se dresse un monument bizarre, consistant en une colonne dont le sommet est décoré d'une statue accostée d'un oiseau (un aigle, croyons-nous) en guise d'attribut. Des écussons sont suspendus le long de cette colonne, dont la base est entourée d'un piédestal carré, aux quatre angles duquel s'élèvent des colonnettes ornées de petits drapeaux. Un jet d'eau jaillit de ce soubassement dans une vasque circulaire, du côté de la chaussée. Cette fontaine monumentale, située à l'endroit même où on en voit encore une, de nos jours dite *de la Petite Halle* ou *de l'abbaye Saint-Antoine*, a-t-elle jamais existé, n'était-elle que projetée à cette époque, ou est-elle purement idéale? Quelle pouvait bien être sa signification, en cas d'existence réelle? Etait-ce encore un édifice commémoratif de la félonie des grands vassaux de la couronne pendant la guerre de la *Ligue du bien public?* C'est là une énigme que nous laisserons à deviner à la perspicacité du lecteur (1). »

Nous avons fait reproduire pour notre thèse le dessin de 1481 représentant l'abbaye de Saint-Antoine. Nous avons été obligé de le faire réduire à une assez petite échelle, et par suite, certains détails n'apparaissent pas avec la précision qu'ils ont sur l'original. La description que nous venons d'emprunter à M. H. Bonnardot a été faite d'après l'original ; le lecteur voudra donc bien ne pas s'attarder à la recherche de certains points de détail sur cette reproduction qui est cependant aussi exacte que le permettait sa dimension restreinte.

La description détaillée du dessin de 1481, que nous venons de

1. Notre opinion diffère sur un point de celle M. Bonnardot. Pour nous, les constructions situées sur la droite du dessin, au-dessus de la croix de la trahison, ne sont pas une ferme dépendant de l'abbaye ; nous pensons avoir sous les yeux le château de Reuilly. Ce n'est là qu'une hypothèque, mais nous la fondons sur les raisons suivantes : malgré la présence d'une charrue et de volailles dans la cour, les bâtiments très agglomérés et élevés n'ont point l'apparence d'une ferme ; ils sont en dehors de l'enclos de l'abbaye qui est nettement limité par un mur de clôture ; de plus il existe dans ce mur, vis-à-vis des bâtiments en question, une encoche caractéristique, qui se retrouve jusqu'au XVIIIe siècle dans tous les plans géométraux de l'abbaye (plans de Verniquet, de Jaillot, de Le Gendre, Babin, Rivière) ; or, sur tous ces plans cette encoche se trouve, comme sur le dessin de 1481, juste vis-à-vis Reuilly. En admettant cette hypothèse, l'auteur du dessin de 1481 se serait placé non plus au Sud, comme le dit M. H. Bonnardot, mais au sud-ouest de l'abbaye, pour prendre son croquis.

donner, va nous permettre de ne pas trop nous appesantir sur chacun des anciens plans de Paris.

Le premier qui nous intéresse est le plan de Tapisserie. La Tapisserie sur laquelle ce plan est représenté a été exécutée vers 1540 : on ne sait actuellement où elle se trouve, mais une grande gouache en neuf pièces, déposée à l'Hôtel-de-Ville, nous a conservé l'image de ce plan ; certainement les édifices représentés ont été arrangés par la fantaisie du peintre, et je ne veux pour preuve de ce peu de fidélité que la représentation inexacte de certains détails de l'abbaye Saint-Antoine. Comme le fait remarquer M. A. Bonnardot, cette abbaye avait une église remarquable par une tour et un clocher octogones placés au centre de la croix ; or, elle est figurée sur la gouache par une grosse tour ronde entourée de quelques maisons : il y a là une erreur manifeste. Nous allons cependant décrire ce que représente cette gouache. Au milieu des champs, tout près de la Bastille, et occupant l'angle formé par la réunion de la chaussée Saint-Antoine et du chemin de Charenton on voit un vaste enclos entouré de murs au-dessus duquel est écrit sur une banderolle : *S. Anthoine.* Toute une rangée de bâtiments se trouve le long de la chaussée Saint-Antoine. L'église est surmontée d'une grosse tour ronde ; il semble que son entrée soit placée à l'ouest dans le pignon de la nef : est-ce là une nouvelle inexactitude du peintre, ou bien l'entrée était-elle, à cette époque, placée à cet endroit, qui est en somme la place rationnelle, nous ne saurions le dire? Au sud et à l'ouest de l'église sont disséminés plusieurs bâtiments, dont quelques-uns s'appuient contre le mur de clôture ; au sud-ouest est un colombier isolé que nous avons déjà vu dans le plan de 1481 et que nous retrouverons dans tous les plans de l'abbaye. Des jardins sont situés en arrière de l'église, à l'est par conséquent. Vis-à-vis l'entrée de l'abbaye, au milieu même de la chaussée Saint-Antoine, est une maison, qui plus tard, au XVIIe siècle, sera occupée par une boucherie.

Cette représentation se retrouve à peu près identique dans les plans de Georges Braun (1572), de Saint-Victor (1560), de Bâle (1572), de Belleforest (1572). Quant au grossier plan de Sébastien Munster exécuté vers 1548, il n'offre aucun intérêt pour nous : une tourelle au sommet de l'angle droit formé par deux corps de bâtiments, une seconde tourelle à l'extrémité du bâtiment de gauche et au-dessus l'inscription S. *Thome;* la représentation, on le voit, est aussi fantaisiste que l'orthographe. Dans tous ces plans la distance entre la Bastille et l'abbaye Saint-Antoine a été, faute de place, raccourcie outre mesure et l'abbaye semble toucher presque la Bastille.

Nous arrivons au plan exécuté en 1609, par François Quesnel, peintre du roy Henri IV. C'est un grand plan à vol d'oiseau, exécuté sur 12 feuilles, et qui malgré ses nombreux défauts, présente pour nous un réel intérêt. Nous y voyons, pour la première fois, l'abbaye dite sur ce plan *S^t anthoine d'chapns*, représentée à sa distance véritable de la Bastille : c'est également le premier plan de Paris où la chapelle Saint-Pierre soit indiquée : elle est ici placée en bordure de la chaussée Saint-Antoine et surmontée d'une flèche ; un mur la réunit au chevet de l'église abbatiale. Trois bâtiments forment, avec l'église, un carré, d'où se détache toute une série de constructions allant rejoindre le mur d'enceinte, à l'ouest. Une petite cour carrée, placée derrière la grande porte d'entrée, est séparée par des murs et des maisons de la grande cour de l'abbaye. Quant aux vastes jardins situés à l'est et au sud de l'abbaye, nous ne pensons pas qu'ils doivent être attribués tout entiers à l'abbaye et cette partie du plan nous semble inexacte. Les rues servant de limites à l'est et au sud n'ont pas leur direction normale. Nous ferons donc toutes nos réserves sur la représentation des jardins et nous ne considérons dans le plan de Quesnel que les constructions abbatiales qui nous paraissent fidèlement représentées.

Le plan de Vassalieu exécuté la même année que celui de Quesnel, en 1609, est loin de présenter le même intérêt. L'abbaye placée en bordure du *Chemin de S. A. de Champs* est beaucoup trop près du rempart et on ne voit que l'église et deux pavillons flanquant la porte d'entrée à droite et à gauche ; en revanche, l'enclos semble dessiné avec soin : il n'atteint ni la rue de Reuilly ni la rue de Charenton, et nous croyons qu'il en était réellement ainsi à cette époque.

Le plan de Mérian (1615) et celui de Tavernier (1630), copie manifeste du précédent, ne nous offrent qu'une vue perspective lointaine de *S. Antoine des Champ.*

Le grand plan de Jean Boisseau, dédié au prévost des marchands et édité en 1657, présente une erreur manifeste dans la forme de l'enclos ; en effet le mur d'enceinte y longe la rue de Reuilly dans toute sa longueur jusqu'au coin de la rue de Charenton, dont il s'éloigne de plus en plus vers l'ouest, après avoir fait un angle très accentué. Nous ne croyons pas que, à aucune époque, l'enclos soit allé aussi loin : il y avait, en effet, dans la petite rue de Reuilly, l'ancien château et les marais de Reuilly, qui n'ont jamais fait partie des dépendances de l'abbaye : le mur d'enceinte ne pouvait donc pas longer la rue, ainsi que Boisseau le représente.

Le grand plan géométral de Jouvin de Rochefort, dressé en 1672, est fort intéressant à consulter parce qu'il nous indique les changements apportés par Marie Le Bouthillier dans les constructions et l'enclos de l'abbaye. La chapelle Saint-Pierre est représentée ainsi qu'un bâtiment assez long situé à gauche de la porte d'entrée. De l'église abbatiale partent deux corps de bâtiment parallèles dirigés du nord au sud. Une autre construction est située à l'ouest de l'église. Un très vaste jardin à la Française s'étend jusqu'à la rue de Charenton. Sur ce plan la boucherie située devant l'abbaye est également indiquée.

Les plans de Nicolas de Fer (1697) et de La Caille (1714) ont été dressés sur le modèle de celui de Jouvin de Rochefort et ne nous apportent point de renseignements nouveaux. Les jardins allant jusqu'à la rue de Charenton sont limités, dans le sens de leur longueur, par deux murs parallèles, formant vers leur milieu un angle obtus dont l'ouverture est tournée vers l'ouest.

Le plan de Delagrive, daté de 1728, diffère sous tous les rapports des plans précédents. Il indique très exactement les restaurations apportées à l'abbaye, en 1722, par Marie-Magdeleine de Mornay de Montchevreuil. Toute une série de constructions a été élevée au sud et réunit les deux ailes qui se détachent de l'église; d'autres bâtiments ont été construits au nord-ouest. L'enclos a été légèrement augmenté au nord-est du côté de la Manufacture des Glaces qu'il joûte; à l'ouest les agrandissements ont été beaucoup plus considérables. Les jardins ont été complètement remaniés et resteront à peu près tels jusqu'à la fin de XVIIIe siècle. Nous en ferons la description plus loin en parlant du plan de Le Gendre; qu'il nous suffise de signaler une pièce d'eau ou canal dont la forme changera et qui disparaîtra même tout à fait au bout de quelques années; ce canal est situé au sud-est au milieu de jardins potagers, vis-à-vis des bâtiments abbatiaux; il a une forme allongée et est dirigé du nord au sud. Une petite cour située derrière la grille d'entrée est soigneusement séparée du reste de l'abbaye; de cette façon les fournisseurs ou les personnes ayant affaire à l'abbaye ne pénétraient pas dans l'abbaye même qui restait ainsi parfaitement isolée. Sur ce plan on trouve indiquée pour la première fois la fontaine située au milieu de la rue vis-à-vis la chapelle de Saint-Pierre.

Le plan de Roussel dressé en 1730 ressemble beaucoup au plan de Delagrive : nous n'en parlerons donc pas. Quant à l'immense plan à vol d'oiseau dressé de 1734 à 1739 par Louis Bretez, sur l'ordre de Turgot, prévôt des marchands, nous ne le décrirons pas à part ; il va nous servir à compléter un « Plan général des Bâtiments, Cours et Jardins de l'Abbaye Royale de St-Antoine de Paris levé sur les Lieux par A. Le Gendre Architecte ». Ce plan géométral, dressé vers 1740, est conservé aux Archives Nationales (N. Seine, 12° classe, n° 18). Nous le décrirons avec soin en nous aidant, dans cette description, du plan de Turgot.

Le plan de Le Gendre commence à l'endroit où la rue du faubourg Saint Antoine fait un coude vers la gauche. Les bâtiments qui la bordent à droite, c'est-à-dire du côté de l'abbaye, appartiennent à différents particuliers, mais ils relèvent des Dames de Saint-Antoine : ces bâtiments élevés de 2 ou 3 étages, d'après le plan de Turgot, ont des cours qui ne sont séparées des bosquets de l'abbaye que par un simple mur. Plus loin, en suivant la rue, on trouve d'autres maisons appartenantes aux Dames et louées à différents particuliers ; la façade méridionale de ces maisons donne sur la grande cour d'entrée de l'abbaye. Plus loin sont les pavillons d'entrée de l'abbaye : le plan de Le Gendre indique les deux piliers de la grande porte qui font saillie dans la rue. A la suite de ces pavillons est un grand mur, derrière lequel se trouve une petite cour séparée, puis d'autres maisons appartenantes aux Dames et louées à différents particuliers : le derrière de ces maisons n'est séparé de l'église abbatiale que par un étroit prolongement de la grande cour d'entrée. Plus loin encore est la petite Église de Saint-Pierre, dont les murs sont soutenus, du côté de la rue, par trois contreforts ; cette chapelle a une porte d'entrée sur la rue et, sur le plan de Turgot, elle se distingue par un petit campanile arrondi surmonté d'un dôme. La Chapelle Saint-Pierre est reliée au transept de l'Église abbatiale par un corps de bâtiment. Enfin à la suite de cette chapelle et toujours en bordure de la rue est une maison appartenante aux Dames et affermée par ces dernières. Si maintenant nous pénétrons dans la grande Cour d'entrée de l'abbaye nous avons devant nous les Bâtimens des Dames, à droite un grand corps de bâtiment et à gauche les côtés septentrional et occidental de l'Église des Dames derrière laquelle est l'ancien cloître, vaste quadrilatère limité par des constructions servant de logements aux Dames de l'abbaye et dont le centre est occupé par un cimetière destiné à l'inhumation de ces dernières. Les deux ailes du cloître situées à l'Est et à l'Ouest se prolongent inégalement vers le sud et limitent en partie la Cour de la boulangerie. A l'Est de l'ancien cloître se trouvent plusieurs petits jardins et les bâtiments des Basses-Cours disposés irrégulièrement. Derrière le chevet de l'église sont d'autres bâtiments des Basses-Cours, limitant de petites cours intérieures, dont la plus éloignée porte le nom de Petite basse-cour. Au sud de ces dernières constructions et joûtant la Manufacture des Glaces est un vaste terrain planté d'arbres dans la moitié de sa superficie et partagé en quatre parcelles par deux allées se coupant à angle droit ; à l'intersection de ces deux allées est un calvaire surmonté d'une croix ; c'est la Grande basse-cour. Cette dernière est séparée du jardin potager par un mur, dans lequel une ouverture a été pratiquée pour établir une communication entre le potager et la grande basse-cour. Il nous reste à décrire les jardins et l'enclos de l'abbaye ; nous ferons cette description d'après le plan de Le Gendre seul : le plan de Turgot présente quelques différences avec celui de Le Gendre et c'est pourquoi nous n'en parlerons pas. L'enclos, dont la contenance totale est évaluée par Le Gendre à 38 arpents 14 perches, était borné au nord par la rue du faubourg Saint Antoine et diverses maisons relevant de l'abbaye ; à l'est par la Manufacture des Glaces ; au sud-est par les marais de Reuilly ; au sud par la rue de Charenton et à l'ouest par l'hostel de Gournay appartenant aux Dames. En outre, des constructions abbatiales que nous avons décrites, l'enclos comprenait un vaste jardin potager, des terres labourables, des petits bois ou bosquets, et un parterre. Ce dernier occupait une superficie relativement peu considérable ; situé à l'ouest du cloître il était séparé en deux parties symétriques par une allée bordée d'ifs taillés en forme de cône. Cette allée d'ifs se prolongeait par une avenue plantée d'arbres allant jusqu'au mur de clôture ; à gauche de cette avenue était le jardin potager ; à droite, des terres. Le potager était limité à l'est par la Manufacture des Glaces et au sud-est par les marais de Reuilly ; dans son étendue se trouvait un étang ou ca-

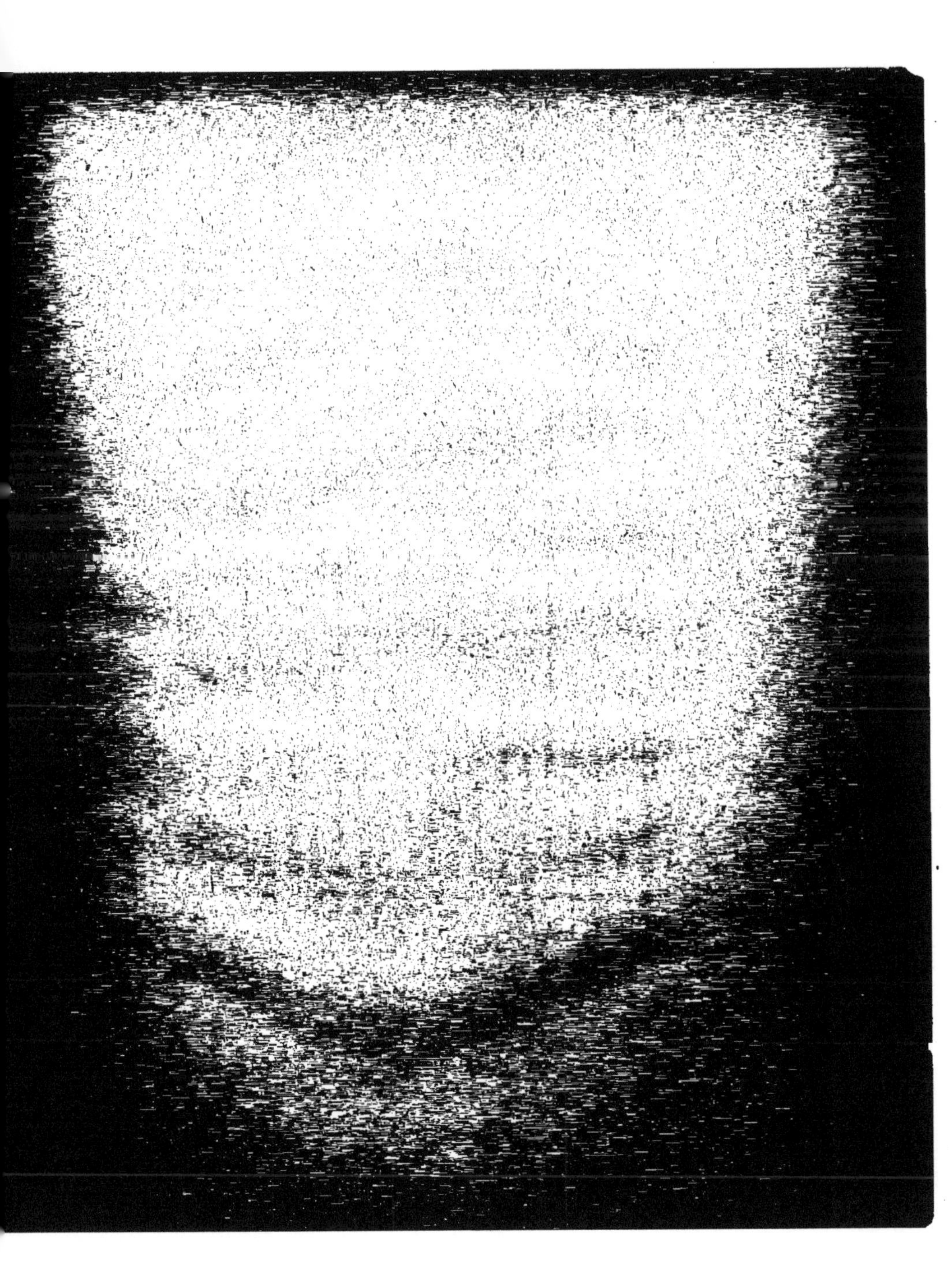

PLAN DE L'ABBAYE DE SAINT-ANTOINE LEVÉ PAR A. LE GENDRE VERS 1740

TABLE

A. Grande cour d'entrée.
B. Église et Chœur des Dames.
C. Ancien cloître.
D. Bâtimens des Dames.
E Petite Église de Saint-Pierre.
F. Maisons appartenantes aux Dames (louées à différents particuliers).
G. Pavillons d'entrée.
H. Bâtimens des Basses-Cours.
I. Plusieurs petits jardins
L. Grande basse-cour.
M. Petite basse-cour.
N. Cour de la boulangerie.
O. Étang ou canal.
P. Jardin potager.
Q. Terres labourables avec plans d'arbres à fruits.
R Colombier.
S. Petits bois ou bosquets.
T. Parterre.
V. Bâtimens appartenants à différents Particuliers relevants des Dames.

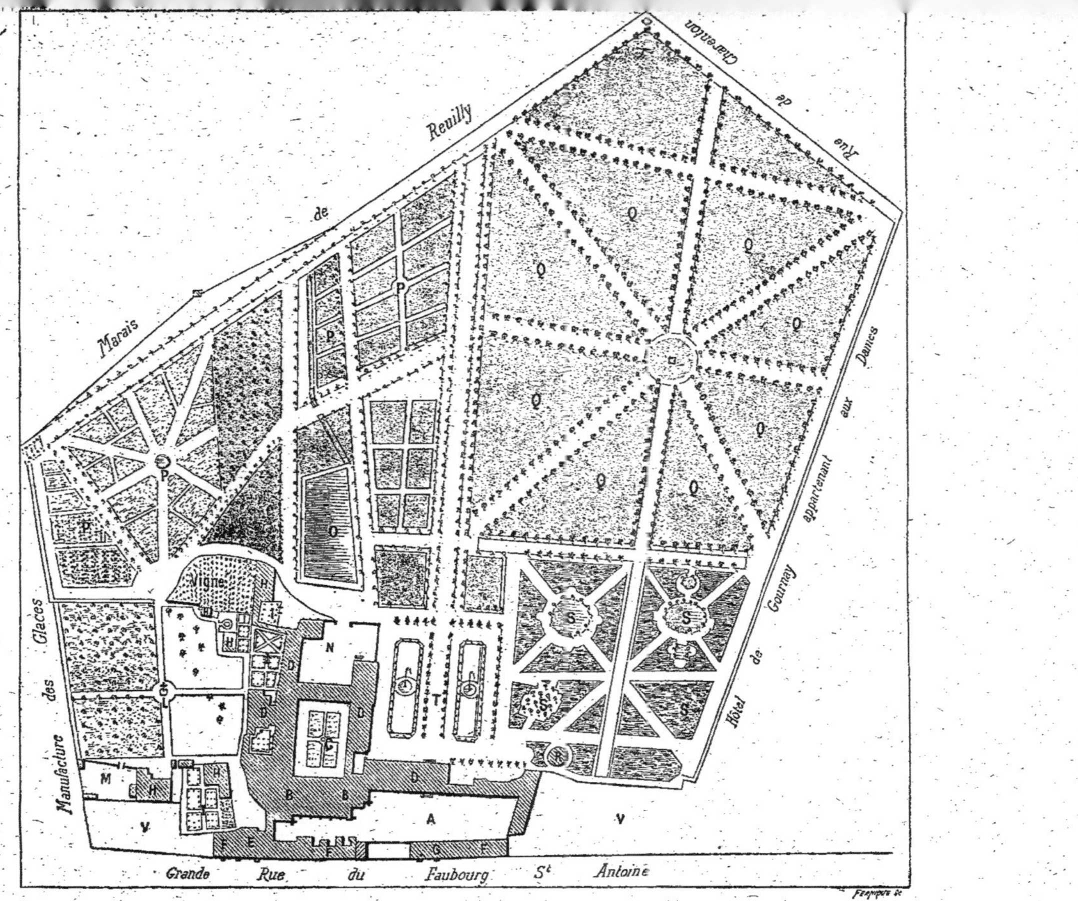

Rue de Charenton
Reuilly
Marais de
Hôtel de Gournay appartenant aux Dames
Manufacture des Glaces
Vigne
Grande Rue du Faubourg St Antoine

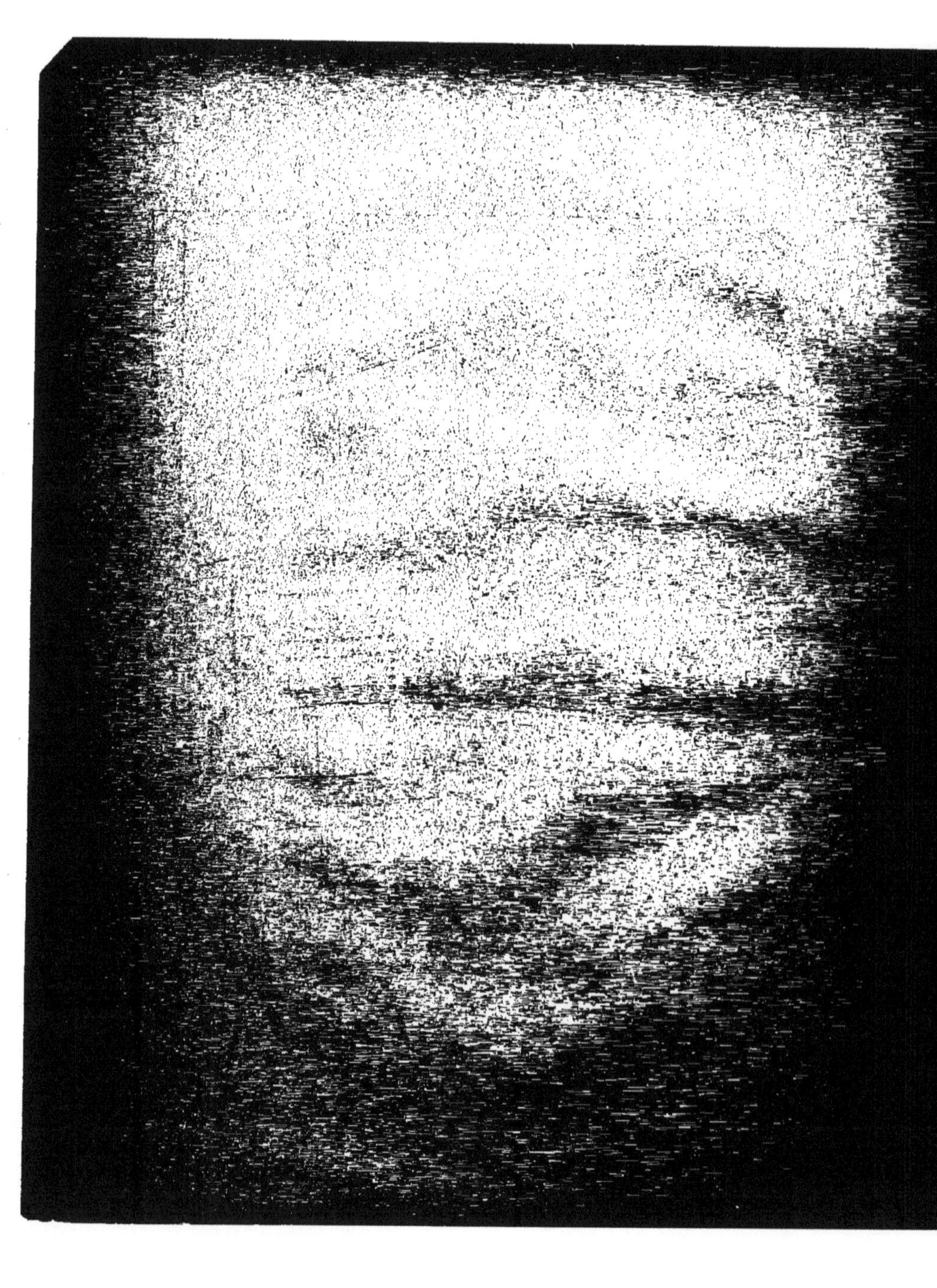

nal situé dans l'axe des bâtiments de l'ancien cloître et affectant une forme trapézoïdale. Les terres labourables allaient jusqu'à la rue de Charenton et au mur de clôture de l'hôtel de Gournay : on y avait dessiné un rond point central, d'où partaient six allées bordées d'arbres à fruits. Au nord des terres labourables et à l'ouest du parterre étaient des petits bois ou bosquets partagés en quatre massifs par deux allées se coupant à angle droit. Chacun de ces 4 massifs avait à son centre un bassin arrondi et entouré d'arbres, d'où partaient quatre allées allant rejoindre les angles. Entre le bosquet situé au nord-est et les maisons bordant la rue du Faubourg-Saint-Antoine était un colombier en forme de tourelle ronde surmontée d'un dôme. Ce colombier est de date fort ancienne, car nous l'avons déjà vu sur le plan de 1481.

Malgré leur intérêt nous ne parlerons pas des plans de Robert de Vaugondy et de Deharme, et nous allons aborder la description d'un plan d'autant plus intéressant pour nous que nous pouvons encore voir aujourd'hui, à l'hôpital Saint-Antoine, une partie des bâtiments qu'il représente. Quatre ans après sa nomination à la dignité d'abbesse, Madame de Beauveau-Craon résolut de faire reconstruire les bâtiments de son abbaye et elle s'adressa à l'architecte Lenoir Leromain ; celui-ci présenta un premier plan conservé aux *Archives Nationales* (N. Seine, IIe classe, n° 20) et intitulé : « Plan du rez-de-chaussée de l'abbaie roiale St-Antoine située faubourg St-Antoine à Paris fait par les ordre de Mme de Beauveau abbesse de laditte abbaie — fait par nous soussigné le 21 février 1764 Lenoir Leromain » ; le plan du premier étage existe également. Il est probable que ce plan ne fut pas agréé, car deux mois plus tard Lenoir soumettait un second plan qui est également conservé aux *Archives Nationales* (N. Seine, IIe classe, n° 20) et qui est intitulé : « Plan du rez-de-chaussée des bâtimens à construire à l'Abbaye royale des Dames Religieuses de St-Antoine fait par les ordres de Madame De Beauveau, abbesse de laditte Abbaye, sur les desseins et conduitte du Sr Lenoir Leromain, Architecte ; Paris, ce 21 avril 1764, Lenoir Leromain ». Ce second plan, qui fut exécuté en partie vers 1767, par l'architecte Goupil, sous la direction de Lenoir n'est qu'une simplification du premier : les distributions intérieures en avaient été concertées entre Lenoir et M. Aubier, procureur général de l'abbaye. Les bâtiments affectent la forme d'un carré dont le côté nord s'appuie contre l'église ; dans ce côté nord on a aménagé, au rez-de-chaussée, une petite cour intérieure contiguë à l'église, un escalier faisant communiquer le cloître avec l'église, une sacristie extérieure, une sacristie intérieure, et la desserte pour l'infirmerie (office, cuisine, lavoir et garde-manger); au premier étage se trouvent les archives, des pièces de desserte pour l'infirmerie et un corridor régnant dans toute la longueur du bâtiment et communiquant à l'appartement de madame l'Abbesse. Dans le côté est il y a un escalier, une salle à manger, un office, un passage, des latrines, la salle du chapitre faisant saillie sur la terrasse extérieure, l'apotiquairerie avec son laboratoire et un escalier; au premier étage sont disposées des chambres pour les malades et le corridor de l'infirmerie. Le côté sud comprenait les dortoir, classe, salle à manger et office des jeunes pensionnaires, un grand vestibule, faisant saillie sur les jardins, un office, une salle, la boucherie, la dépense et un garde-manger; au-dessus étaient le corridor du grand dortoir, 16 cellules et la chambre pour la Communauté. Le côté ouest était occupé par un escalier, une cuisine, la sommellerie, un grand réfectoire, la salle à manger des dames pensionnaires, un passage et un vestibule de forme ovale: au premier étage une grande terrasse régnait au-dessus du réfectoire, de la sommellerie et de la cuisine; le restant était pris par un corridor et une galerie. Au rez-de-chaussée on avait disposé un cloître tout autour des bâtiments; le centre de ce carré de constructions était occupé par un préau entouré d'une terrasse; 8 perrons placés aux angles et au milieu de chaque façade faisaient communiquer le cloître avec cette terrasse intérieure. A l'extérieur une seconde terrasse courait tout autour des bâtiments; en descendant de cette terrasse on arrivait au levant sur la basse-cour, au midi dans les jardins et au couchant dans le parterre. Quant à l'abbatiale elle était située au nord-ouest de ce quadrilatère dans les anciens bâtiments qui séparaient la grande cour d'entrée de l'abbaye et le parterre.

Il est probable que Jaillot eut le plan de Lenoir en sa possession lorsqu'il dressa son plan de Paris en vingt quartiers de 1772 à 1775. A cette époque, une partie du plan de Lenoir avait été exécutée et l'on pensait pouvoir en terminer l'exécution; c'est pourquoi Jaillot nous a représenté les constructions abbatiales, non comme elles étaient alors, mais bien comme elles devaient être; son plan reproduit, en effet, le plan de Lenoir. Les constructions furent arrêtées faute d'argent; il suffit, pour s'en convaincre, de comparer l'admirable plan dressé sous la direction de Verniquet entre 1789 et 1798, avec le plan de Le Gendre. L'aile méridionale seule fut construite en entier ; du côté de l'est on annonça simplement les constructions ; du côté de l'ouest, les constructions furent poussées jusqu'aux anciens bâtiments du cloître, qui restèrent tels que le plan de Le Gendre les représente : quelques parties avaient été démolies pour faciliter la mise à exécution du plan de Lenoir, mais ces démolitions furent si peu nombreuses que le plan de Le Gendre reste exact jusqu'à la fin du XVIIIe siècle et qu'il suffit d'y ajouter la grande aile méridionale du plan de Lenoir pour avoir une idée parfaite de ce qu'était l'abbaye lorsqu'elle fut convertie en hôpital. Avant de terminer cette topographie de l'abbaye nous ferons remarquer que, sur le plan de Jaillot, le jardin potager a été complètement refait et que la grande pièce d'eau qui s'y trouvait a disparu. Quant au plan de Verniquet, il est le premier sur lequel on puisse constater la diminution de l'enclos de l'abbaye; ce dernier ne va plus en effet jusqu'à la rue de Charenton ; cette réduction provient de l'aliénation faite en 1776 par les Dames de Saint-Antoine de tout le terrain nécessaire à l'établissement du marché Saint-Antoine et des rues qui y donnaient accès (rue de Cotte rue Trouvée, rue Le Noir, rue d'Aligre et rue de Beauvau.

Nous résumerons en quelques lignes cette longue étude topographique de l'abbaye de Saint-Antoine. L'enclos, qui était entouré de hautes murailles et d'un large fossé, contenait dès l'origine 14 arpents. En 1636, Marie II Le Bouthillier acheta au sieur Jean de Vitry 10 arpents et demi et les réunit au jardin de l'abbaye avec d'autres terrains ; l'enclos se trouva agrandi de 16 arpents et s'étendit au sud jusqu'à la rue de Charenton. Un dernier agrandissement fut apporté en 1722 par Marie-Magdeleine de Mornay de Montchevreuil ; mais en 1776, l'enclos subit une notable diminution au sud-ouest par suite de l'aliénation nécessaire à l'établissement du marché et à l'ouverture de cinq rues adjacentes, et il n'atteignit plus la rue de Charenton. Quant aux constructions de l'abbaye elles restèrent jusqu'au commencement du XVIIe siècle, à peu près telles qu'elles étaient dès l'origine ; mais l'abbaye ayant été dévastée lors du siége de Paris par le chevalier d'Aumale, Marie II Le Bouthillier fit réédifier les bâtiments abbatiaux en 1636. Ces bâtiments furent restaurés une première fois en 1722 par Marie Magdeleine de Mornay de Montchevreuil, et une seconde fois en 1761. Ils furent enfin reconstruits en partie de 1767 à 1770 par l'architecte Goupil, d'après les dessins de Lenoir, Leromain; le manque de fonds empêcha seul qu'ils ne fussent reconstruits entièrement.

Il ne nous reste plus qu'à faire la description de l'église abbatiale, que nous avons omise à dessein jusqu'ici. Cette église était réservée aux dames de l'abbaye Saint-Antoine. Elle avait été fondée au XIIIe siècle, sous le règne de Saint-Louis. « Le Seigneur de S. Mandé (1) qui se tenoit à Paris, pour aller à sadite Seigneurie passoit souvent par devant l'Eglise S. Antoine qui est sur le chemin, et désiroit y ouyr Messe. Mais pour la grande multitude de peuple n'y pouvoit entrer. Parquoy il prend résolution d'en faire bastir une plus grande: Et regardant à son thrésor, il trouva qu'il avoit 7.000 mailles d'or. Laquelle somme, il veut employer en marchandise, pour du proufit qui en proviendra faire construire ladite Église. Il fit venir quatre Clercs, et à chacun d'iceux bailla mil obolles d'or, et les envoya en divers lieux, les enchargeant d'achepter et faire venir à Paris diverses marchandises. Lesquels firent si bon trafique qu'en quatre ans suivans l'Eglise fut parfaite de leur gain, et si ledit Seigneur receut le principal argent: qui est chose admirable. Iceluy aussi donna à ladite Église trente arpens de terre en sa sensive et Seigneurie près du dit S. Mandé.

« L'an 1233, le 2 iour de Iuin fut ladicte nouvelle Église dédiée en l'honneur de N. Seigneur Iésus-Christ, de la Vierge Marie, et de sainct Anthoine (au nom duquel elle avoit esté dédiée), par les Évesques qui s'ensuivent. C'est à sçavoir par Guillaume Évesque de Paris, Gaultier Évesque de Cambray, et Pierre Evesque de Meaux : qui firent l'office de la dédicace és présences des Évesques de Chartres, de Noyon de Soissons, de Senlis, et de Châalons. Aussi le Roy S. Louis qui avoit desia regné six ans, la Royne Blanche sa mère, et la Royne sa femme, plusieurs Ducs, Comtes, Barons, et grande quantité du peuple de Paris y assistèrent. Les sainctes Reliques d'icelle Eglise furent mises en des reliquaires d'argent, et les autres en des chasses. »

Quelques controverses se sont élevées au sujet de la fondation de l'église abbatiale. Pour certains auteurs, cette dernière ne fut pas bâtie grâce à la libéralité du seigneur de S. Mandé ; ils en attribuent la fondation au roi saint Louis : Félibien entre autres est de cet avis. L'auteur des *Remarques historiques et critiques sur les trente-trois*

1. Jacques du Breul. *Le théâtre des antiquitez de Paris*, 1639, page 1024.

paroisses de Paris exprime une opinion un peu différente de la précédente : pour lui, l'église aurait été « bâtie en actions de grâces de la naissance de saint Louis ; la reine Blanche, épouse de Louis VIII, en ayant posé la première pierre, elle ne fut achevée que sous le règne de ce S. Roi. »

« L'église, dit Piganiol de la Force (1), est un gothique des meilleurs qui soit dans cette ville. Le chevet surtout et le double rang de vitraux sont d'une grande légèreté et donnent une clarté admirable. On a placé dans la nef le chœur des Religieuses. La menuiserie des stalles est d'un beau travail aussi bien que la chaire du Prédicateur qui est mobile ; c'est un ouvrage en fer tout à jour, orné de feuillages en tôle, d'une très belle exécution, par un Serrurier nommé Poitevin. La nef a deux bas côtés au-dessus desquels sont de petites arcades vitrées où se placent les pensionnaires... Quelque belle que soit la construction de cette Eglise qui malgré sa légèreté subsiste en son entier depuis la fin du 12e siècle, elle est néanmoins défigurée par deux défauts insupportables : 1° Le pavé de la cour est élevé d'une toise au-dessus du sol de l'église ; 2° au lieu d'entrer par son extrémité en face du chevet l'on y entre par une très petite porte quarrée ouverte dans une des croisées en haut près du Sanctuaire, où il faut descendre plusieurs marches. » — « Cet édifice n'a que l'inconvénient de l'exhaussement du pavé qui oblige d'y descendre, dit Jacquemard (2) ; défaut qu'il est plus facile de supporter que d'en cacher l'architecture, en comblant jusqu'au niveau de la cour du monastère, ce qui enseveliroit les bases des colonnes qui soutiennent les arcades de la nef au-dessus desquelles règne une superbe galerie. »

La déclaration d'André Guiboût du 28 février 1790 (*Archives nat., sect. admin.*, S. 4357) nous donne différents détails sur le mobilier de l'église. Les objets du culte n'étaient plus en 1790 qu'en petite quantité parce que la plus grande partie de l'argenterie, représentant un poids de 273 marcs, avait été envoyée à la Monnaie, et le récépissé offert à l'Assemblée nationale ; cependant il restait encore 4 calices, dont 2 de vermeil, 3 plats et 4 paires de burettes de vermeil, une croix et deux soleils de vermeil, la relique de saint Antoine, un

1. *Description historique de la ville de Paris*, 1765, t. V, pages 66 et 67.
2. *Remarques historiques et critiques sur les trente-trois paroisses de Paris, d'après la nouvelle circonscription*, 1791, page 59.

autre saint Antoine de vermeil, un reliquaire de saint Bernard, une croix de Malte d'argent, etc. La boiserie qui faisait le tour du Chœur avait environ 100 pieds de tour sur 15 pieds de haut; elle était garnie de deux rangées de stalles et de 18 pupitres en fer. L'église possédait encore un buffet d'orgue garni de ses soufflets, un aigle de cuivre doré servant de gros pupitre et ayant sept pieds de haut, un pupitre en fer, six grands tableaux de la vie de saint Antoine placés dans les bas côtés de la nef; le tombeau de l'autel était en marbre garni de cuivre doré. Dans le clocher étaient deux cloches de moyenne grosseur et, à l'extérieur, une horloge sonnant sur les cloches.

L'intérieur de l'église est reproduit dans une gravure de la bibliothèque de la Ville de Paris représentant la bénédiction solennelle de Madame Madeleine Molé, abbesse, le 12 février 1653 (1). La nef principale était soutenue par 10 colonnes d'une grande légèreté; à l'intersection de la nef et du transept 4 gros piliers cannelés supportaient la nef et la flèche située au-dessus. A l'extérieur, dix arcs-boutants correspondant aux 10 colonnes de la nef empêchaient l'écartement des voûtes; six autres arcs-boutants étaient disposés autour du chevet. Un grand escalier faisait communiquer l'église avec la partie du cloître qui lui était adossée. Les anciens plans de Paris, que nous avons cités au début de ce chapitre, représentaient très nettement un portail à l'extrémité occidentale de la nef; ce portail fut muré et il ne resta plus sur son emplacement qu'une construction en saillie sur le pignon et de la largeur de la nef et que le plan de Lenoir du 21 février 1764 nous représente comme occupée par un escalier. Le même Lenoir répara et décora le sanctuaire (2). La sacristie était située à droite du sanctuaire et faisait partie des bâtiments du cloître.

Un grand tableau placé dans la nef de l'église, au deçà du chœur, à main senestre (3), rappelait la fondation de l'abbaye; il représentait l'apparition de saint Antoine aux deux Cardinaux envoyés par le Pape pour pacifier les troubles de l'Université, lorsque ce pieux anachorète leur ordonna de lui bâtir une église dont il traça lui-même les

1. M. H. Bonnardot a reproduit cette gravure dans son ouvrage.

2. Thiéry. *Guide des amateurs et des étrangers voyageurs à Paris*, 1787, t. Ier, page 657.

3. Du Breul. *Théâtre des antiquitez de Paris*, page 1021.

fondations avec des pierres déposées sur le sol. On trouvera plus loin le passage où Du Breul raconte cette apparition.

« Au premier pilier (1), en entrant près du chœur des religieuses, était adossée contre le mur une grande tombe de pierre, décorée de six écussons en chef, sur laquelle était représentée une abbesse de la maison de Montfort dans l'attitude de la prière.

« A droite du chœur était situé le tombeau de Jeanne de Suilly, vicomtesse de Melun, élevé de trois à quatre pieds, en marbre blanc et noir, avec son effigie couchée, ses armes (2) et l'épitaphe suivante gravée tout autour : *Cy gist noble dame, Madame Jeanne de Suilly, vicomtesse de Melun et femme jadis de noble homme Monseigneur Adam vicomte de Melun, sire de Montreuil-Bellay, qui trespassa en l'an de grâce 1306 lendemain de l'Ascension, 4e jour du mois de may. Priés Dieu pour l'âme de l'y que bonne mercy fasse a son âme.* »

Devant le grand autel, du côté de l'épître, était le tombeau de Jeanne et de Bonne de France, filles du roi Charles V, mortes en bas-âge. Ce tombeau en marbre noir était décoré de deux statues en marbre blanc représentant les deux princesses, surmontées de dais gothiques fleurdelisés. M. H. Bonnardot a reproduit, dans son ouvrage, un dessin de la collection de M. Albert Lenoir, représentant ce tombeau. Voici les épitaphes qu'on lisait sur ce tombeau :

Cy gist

Madame Jehanne, aisnée fille de Mons. Charles aisné fils du Roy de France, Régent le royaume, Duc de Normandie, et dalphin de Viennois, et depuis Roy de France ; et de Madame Jehanne de Bourbon, Duchesse de Normandie, et dalphine de Viennois, et depuis Royne de France, qui trespassa en l'abbaye St-Antoine lez Paris, le 21 jour d'ottobre 1360 pries pour l'ame delle.

Cy gist

Madame Bonne, seconde fille de Mons. Charles aisné fils du roy de

1. H. Bonnardot. *Hist. de l'abb. de Saint-Antoine*, page 8.

2. Ces armes étaient : d'azur semé d'étoiles d'or, au lieu rampant de même brochant sur le tout.

France régent le Royaume duc de Normandie et dalphin de Viennois et depuis Roy de France, et de Madame Jehanne de Bourbon duchesse de Normandie dalphine de Viennois et depuis Royne de France qui trespassa au palais le 7e jour de nouembre l'an de grace 1360 pries pour l'ame delle.

Les deux statues furent brisées en 1793.

« Vis-à-vis de ce tombeau, dit Piganiol (1), on en voit un autre pareil et exactement de la même forme, en marbre noir, sur lequel est couchée une statue de femme vêtue de la même façon que celles du tombeau de Jeanne et Bonne de France, mais l'inscription qui est sur la bordure de la table est si fort effacée qu'il est impossible de la lire. Dans les faces au-dessous de la table sont plusieurs figures en bas relief de marbre blanc habillées en religieuses ».

Un cénotaphe (2), élevé en 1611, à la mémoire de Jacques de la Salle, par sa sœur Renée de la Salle, abbesse de Saint-Antoine de 1600 à 1636, décoré de marbre et surmonté de ses armes, se voyait à droite, attaché contre le mur, avec une épitaphe latine suivie de ce quatrain :

« *La Salle en ce lieu saint n'a pas sa sépulture*
Turin garde ses os, mais sa fidèle sœur
Abbesse en ce couvent a mis cette écriture
Pour montrer ce qu'on perd en perdant sa douceur. »

Au milieu du chœur, près de la grille, était inhumée S.A. S. Mme de Bourbon, avant dernière abbesse de Saint-Antoine ; on lisait sur sa tombe l'épitaphe suivante :

« *Cy gît S. A. S. Madame Marie Gabrielle-Eléonore de Bourbon-Condé, Princesse du Sang, Religieuse professe de l'Abbaye de Fontevrault, et Abbesse de cette Abbaye pendant 38 ans et cinq mois, fille aînée de très-haut, très-puissant, et très-excellent Prince Louis III, Duc de Bourbon-Condé, Prince du Sang, Grand maître de la Maison du Roi, et Gouverneur du Duché de Bourgogne, et de très haute et très puissante Dame Louise-Françoise de Bourbon, appelée Mademoiselle de Nantes, décédée au Prieuré Royal de la Saussaye, le 28*

1. *Description de la ville de Paris*, 1765, t. V, p. 66.
2. H. Bonnardot. *Hist. de l'abb. de S.-Ant.*, page 9.

août 1760, âgée de soixante-neuf ans et huit mois, et inhumée sous cette tombe le 3 septembre suivant : Requiescat in pace. »

« Dans cette église (1), et dans le mur du pilier qui est à droite en entrant, est un marbre qui couvre les cœurs du maréchal de Clerambault et de sa femme, lesquels sont renfermés dans un coffre de cuivre encastré dans le mur dudit pilier. Sur le marbre dont je viens de parler, est cette inscription :

Sous ce marbre sont réunis les cœurs de Messire Philippe de Clerambault Chevalier des Ordres du Roi, Gouverneur de Berry, Maréchal de France, Décédé l'an 1665, temps auquel Louis le Grand l'avait choisi Gouverneur de Monseigneur le Dauphin, Et de Dame Louise-Françoise Bouthillier de Chavigny, son épouse, morte le 27 novembre 1722. Conformément à l'intention et dernière volonté de ladite Dame Maréchale de Clerambault, Messire Louis Bouthillier de Chavigny, Marquis de Pons son neveu, Et son légataire universel, s'est acquitté de ce triste devoir par reconnoissance, Et pour marque de son amour envers elle.	Hoc Marmor Juncta tegit Conjugum Corda Philippi de Clerambault Regiorum Ordinum Equitis Torquati, Biturigum Proregis, Franciæ Marescalli, Qui Serenissimum educaturus Delphinum A Ludovico Magno designatus, Anno eodem M.DC.LXV. obiit ; Et Ludov. Franciscæ Bouthillier de Chavigny XXVII. Nov. Ann. M.DCC.XXII corpore solutæ. Supremæ cujus obtemperans voluntati, Bina jungendo, Lud. Bouthillier de Chavigny March. de Pons, Ex fratre Nepos, Ex Testamento unicus Hæres, Hæc mæsti pia doloris signa dedit.

« Dans l'église intérieure de cette Abbaye est une tombe de marbre sous laquelle a été inhumé le corps de Madame la Maréchale de Clerambault. On y lit deux épitaphes, qui sont de la composition de feu M. Simon, censeur royal.

Saintes filles, joignez vos Prières à vos larmes, Cy gît qui vous aima toujours tendrement pendant sa vie,	Preces lacrymis, piæ Virgines, jungite, Hic, vestri vivens semper studiosa, jacet

1. Piganiol de la Force. *Descript. histor. de Paris,* 1765. Tome V, pages 68 et suiv.

Dame Louise-Françoise Bouthillier de
Chavigny,
Digne épouse
de Messire Philippe de Clerambault
Chevalier des Ordres du Roi,
Gouverneur de Berry, Maréchal
de France,
Gouvernante de la Reine d'Espagne
Femme de Charles II.
De la Reine de Sardaigne femme de
Victor Amédée,
Et de Philippe d'Orléans
Régent du Royaume pendant huit ans
Durant la Minorité de Louis XV.
Cette éducation lui a mérité l'estime
Et la bienveillance de cette Famille
Royale jusques à sa mort,
arrivée le 27 de novembre 1722.
la 89. de son âge.
Messire Louis Bouthillier de Chavigny
Marquis de Pons,
Son Neveu, et son Légataire
Universel,
Pénétré de reconnoissance et de douleur.
lui a fait mettre cette Tombe
Comme un Monument éternel de sa
tendresse.
Du consentement de Son Altesse
Sérénissime Madame de Bourbon
Abbesse,
Et des Dames Religieuses de ce
Monastère,
ledit Seigneur Marquis de Pons
a fondé et donné
la somme de quatre mille livres de
principal
faisant celle de cent livres
de rente annuelle,
Pour faire dire dans cette Église
tous les ans une messe avec les
vigiles
pour le repos de l'âme
de la dite Dame Maréchale
de Clerambault sa tante,
par contrat passé
par devant Chevalier et son Confrère,
Notaire à Paris,
le 9 avril 1725. »

Lud. Francisca Bouthillier
de Chavigny,
Illustrissimi viri
Philippi de Clerambault,
Regiorum Ordinum Equitis
Torquati,
Biturigum Proregis,
Franciæ Marescalli,
uxor digna.
Hæc Regiarum Puellarum,
Quarum altera Carol. II. Hisp. Regi,
Altera Vict. Amedeo
Regi Sardinæ nupsit
Nec non Philippi Aurelianensis,
Qui ann. VIII. Regni
gubernacula
Ob pupillarem Lud. XV, ætatem
suscepit,
Educationi Præposita,
Augustis Educatorum Parentibus
Acceptissima deinceps superfuit,
Et occubuit
V. Kab. Dec. M. DCC. XXII, ætatis
LXXXIX.
Lud. Bouthillier de Chavigny
March. de Pons,
Ex fratre Nepos, ex Testamento
unicus Hæres,
Æternum pietatis Monumentum
Gratus et mœrens posuit.
Sereniss. Princip. de Bourbon
Abbatissæ,
Hujusq. Sanctimonialium
Monasterii assensu
ut hîc quotannis Sacrum
Sacrificium,
Præviis vigiliarum precibus
In Marescallæ ejusdem Amitæ suæ
solatium animæ, semel offerretur.
Constituit et dedit
Idem March.
De Pons Chavigny
Sortem IV M. Libellarum, G.
earum annui reditus,
Ut in Actis apud Chevalier Notar.
Et Colleg. extat.
Parisis V. Id. April. MDCCXXV
Requiescat in pace. »

En 1257, on voulut démolir l'église, mais ce projet ne put être mis à exécution. Voici comment Gilles Corrozet s'exprime à ce sujet (1) : « Ce qui ensuit est escrit au-dessus de la porte de S. Anthoine des Champs. L'an mil deux cens cinquante sept, Par la permission de monsieur le Prevost et Eschevins de la ville de Paris : Fut envoyé un nommé Pierre de Monsiaux maistre des œuvres de ladicte ville, pour abattre l'Eglise de ceans, disans par eux avoir affaire de pierres, pour affaires de ladite ville : mais si tost que ledit de Monsiaux eut frappé le premier coup de marteau sur l'un des piliers du portail de ladite Église, ledit de Monsiaux fut embrazé du feu Sainct Anthoine. Mesme audit tableau y a portraict et figure comme le fait advint. » Du Breul qui rapporte le même fait dit que le tableau a été repeint depuis peu et il ajoute « qu'un os est suspendu devant ce tableau, lequel on dit estre de ce Masson. »

Nous verrons à la fin de cette histoire de l'abbaye de Saint-Antoine que l'église fut transformée en paroisse, et que, peu de temps après, elle fut vendue et démolie pour permettre l'installation de l'hôpital Saint-Antoine. Les matériaux qui provinrent de la démolition de l'église furent vendus, et aujourd'hui il n'en reste plus trace. Seule une statue de la Vierge provenant de l'église abbatiale de Saint-Antoine a été conservée. Cette statue haute de 82 centimètres, en marbre blanc, représente la Vierge tenant dans la main droite un reste de fleurs et portant son divin fils sur le bras gauche ; l'enfant tient d'une main le globe du monde et de l'autre fait à sa mère de naïves caresses. Les draperies sont d'une finesse et d'une vérité exquises ; les cheveux, la couronne de la Vierge et les bordures des vêtements conservent des traces de dorure ; il est resté des vertiges de coloration aux yeux de l'enfant. Cette figure est, en résumé, un chef-d'œuvre de délicatesse et d'expression religieuse ; c'est un beau type de la sculpture. Achetée à vil prix en 1790 par un boulanger de la rue Saint-Antoine qui la mit dans une niche au-dessus de sa boutique en guise d'enseigne, cette statue fut vendue en 1830 avec le fonds de commerce à M. Barassé ; actuellement elle est en la possession de M. Barassé fils, notaire à Crécy-en-Brie (2).

1. *Les antiquitez chroniques et singularitez de Paris*, par Gilles Corrozet, 1586, page 65.

2. Ces renseignements ont été empruntés à un article de M. Bonnardot paru dans le *Bulletin de la Société de l'histoire de Paris*, année 1883, page 52.

En bordure de la rue du Faubourg-Saint-Antoine existait une autre petite église appelée chapelle Saint-Pierre. « La petite Eglise ou Chapelle mentionnée cy-dessus, ajoute Du Breul (1), après avoir décrit l'église abbatiale, est celle qui se void encores à présent le long de la chaussée, en laquelle les corps des deffuncts Roys ou Roynes de France sont portez après leurs decez, avant que de faire leur service solennel à l'Eglise nostre-Dame, et là s'assemble la noblesse et gens de iustice, tous en dueil, pour de ce lieu conduire le corps en ladite Eglise de nostre-Dame, et le lendemain à S. Denis en France. »

La chapelle Saint-Pierre fut fondée en l'année 1211 par Robert de Mauvoisin, qui en même temps fit don aux Dames de Saint-Antoine de quelques arpents de terre. Une copie de la fondation de cette chapelle se trouve aux Archives nationales (section historique L., 1015). « En l'année 1211, y est-il dit, Robert de Malvoisin (2), fonda, du consentement de l'abbesse et religieuses de Saint-Antoine, une chapelle ditte aujourd'huy de St-Pierre, dans l'enclos extérieur de leur Abbaye, il y élut sa sépulture et leur léguat quelques biens pour y faire célébrer par un prestre régulier ou séculier, trois fois par semaine, le service entier des morts, pour le repos de son âme après sa mort.

« En la même année, Adam de Beaumont, gendre de Robert de Malvoisin, du consentement de sa femme Isabel, ratifia et approuva la donation faite par son dit beau-père à l'Abbaye de St-Antoine pour la fondation de la ditte Chapelle à laquelle il affecte quelques biens pour l'entretien du prestre auquel l'abbesse et la communauté doivent faire célébrer le service des morts cy-dessus mentionné. »

Il s'est glissé dans l'ouvrage de Piganiol de la Force, à propos de cette chapelle, une erreur que nous voulons relever, parce qu'elle a été partagée par différents auteurs qui se sont contentés de reproduire Piganiol sans le contrôler. « Cette abbaye, dit-il (3), a pris son

1. *Théâtre des antiquitez de Paris*, page 1024.

2. « Le seigneur Robert de Malvoisin estoit de l'ancienne famille des seigneurs de Royny et possédoit de grandes terres. En 1212 il se réserva pour faire des aumônes 40 arpens de terres et une arpent pour faire un hébergeage entre Alnet et Savigny, ou Aunoy et Savigny. C'est le lieu où les Dames de St-Antoine ont fait bâtir leur ferme de Savigny ». Copie de la fondation de la chapelle de Saint-Pierre.

3. Piganiol de la Force. *Descript. historiq. de la ville de Paris*, 1765, tome V, page 64.

nom d'une ancienne Eglise qu'on voit attenant l'Abbaye, laquelle étoit autrefois sous l'invocation de S. Antoine, puis, dit-on, sous celle de S. Hubert, et aujourd'hui sous celle de S. Pierre... On y a donné pendant longtemps le *répit* à ceux qui avoient été mordus par des bêtes enragées, et on y a fait flâtrer les chiens soupçonnés d'avoir été mordus, et d'être enragés, mais cet usage a été aboli il y a déjà du temps. » Piganiol a confondu la chapelle S.-Pierre avec une maison appelée *le Répi Saint-Hubert* (1), qui est située plus haut dans la rue du faubourg-Saint-Antoine, entre la grande rue de Reuilly et la rue de Picpus. Cette maison, qui est indiquée sur les plans du XVIIIe siècle, subsista jusqu'à la Révolution et servit au XVIIIe siècle, d'asyle à des vieillards et à des personnes infirmes, ou dont la raison est aliénée. Répondant à la même assertion de Piganiol Jacquemard s'exprime ainsi dans ses *Remarques historiques et critiques sur les abbayes supprimées à Paris* : « Cette assertion, fausse dans tous ses points, prouve que Piganiol a ignoré que la chapelle dont il parle est bien postérieure à la fondation de l'abbaye, en 1198; et que cette même chapelle, fondée et bâtie par Robert de Mauvoisin, frère d'Agnès, 4e abbesse de Saint-Antoine, n'a jamais porté le nom du saint Patriarche, encore moins celui de saint Hubert; mais que le nom de saint Pierre convenoit d'autant mieux à une église extérieure, qu'elle étoit située près la porte de l'abbaye, et que cette chapelle dédiée au portier du Paradis n'étoit que pour les serviteurs ou fermiers attachés au monastère; ils ne passoient pas le seuil de la porte de clôture, interdite aux hommes depuis l'union de l'abbaye à l'ordre de Citeaux. »

La chapelle Saint-Pierre qui s'appelait aussi Crypte de Saint-Antoine, contenait le tombeau de Pierre de Beaumont (2), ancien chambellan du royaume de Sicile. Le desservant de cette chapelle avait le droit d'administrer les derniers sacrements aux malades et d'enterrer les morts dans l'enclos de l'Abbaye (3), mais il ne pouvait ni baptiser, ni

1. Voir Jaillot. *Recherches sur la ville de Paris*, 1775, tome III, XVe quartier, page 41.

2. « Ce Pierre de Beaumont, enterré à Saint-Pierre est représenté sur sa tombe armé d'une cotte de mailles avec ses armes gironnées, et au-dessus les armes du Royaume de Sicile, pour marquer qu'il en avoit esté Chambellan. » Copie de la fondation de la chapelle Saint-Pierre.

3. *Guide des amateurs et des étrangers voyageurs à Paris*, tome I, page 657.

marier. Au commencement du XVIIe siècle, la chapelle Saint-Pierre servit de succursale à l'église Saint-Paul jusqu'au moment où l'église Sainte-Marguerite fut bâtie.

La déclaration d'André Guibout qui nous a fourni quelques détails sur le mobilier de l'église abbatiale, va nous en fournir également sur celui de la chapelle Saint-Pierre. Cette chapelle, qui était de la paroisse de l'enclos, possédait une « façade d'hautel en menuiserie de 20 pieds d'hauteur et 22 pieds de large, deux lustres, une lampe de cuivre, un pupître, une chaire, quatre stalles dans le chœur », et différents objets servant au culte.

La chapelle Saint-Pierre fut vendue et détruite en 1796, en même temps que l'église et pour le même motif. Nous en reparlerons plus longuement lorsque nous traiterons de l'installation de l'hôpital Saint-Antoine.

La même déclaration d'André Guibout nous apprend que l'infirmerie, composée de 3 pièces, renfermait 10 lits complets ; et que l'orangerie était garnie de 30 orangers.

L'abbaye possédait une bibliothèque composée d'environ 3.000 volumes consistant en livres de piété et d'histoire. Quant aux Archives, qui étaient considérables, elles étaient dès le XIIIe siècle fort bien classées et l'on ne peut s'empêcher de remarquer le soin avec lequel l'auteur du cartulaire de l'Abbaye indique la place qu'occupait, dans le chartrier, les actes qu'il transcrit. En 1788, l'abbesse de Saint-Antoine avait fait faire à grand frais un inventaire général des titres et pièces qui constataient les propriétés.

CHAPITRE III

PROPRIÉTÉS ET REVENUS DE L'ABBAYE DE SAINT-ANTOINE.

Nous ne voulons et nous ne pouvons pas, d'ailleurs, faire dans ce chapitre l'historique des propriétés possédées aux différentes époques par l'abbaye de Saint-Antoine; la place et le temps nous manquent pour une étude aussi importante. Nous nous contenterons de montrer par quelques pièces choisies à des dates éloignées les unes des autres ce qu'a été le temporel de l'abbaye aux différentes phases de son histoire.

Une déclaration du temporel de l'abbaye de Saint-Antoine fournie à la Chambre des Comptes le 20 juillet 1384 et conservée aux archives nationales (Sect. admin. S. 4357) nous donne la liste des propriétés de l'abbaye et les revenus que cette dernière en retirait. Nous la transcrivons presque *in extenso*. A la fin du XIVe siècle, deux siècles à peine après sa fondation, l'abbaye de Saint-Antoine possédait en la vicomté de Paris :

le corps de l'Eglise contenant de dans l'enclos des murs environ 14 arpens de terre ;

790 arpens en terres labourables de nul prix dont 30 arpens sont baillés pour faire vignes ;

deux pièces de vignes près de l'église ;

à Montreuil lez bois de Vincennes, un petit manoir, 26 arpens de petit bois, 100 arpens de terre, 5 arpens de vignes ;

en la ville de Corberon deux arpens de vignes baillées à ferme ;

à Torés-les-Lagny pareillement arpens de terre ;

à Bry-sur-Marne et à Villers 13 arpens de pré et sept quartiers de vignes ;

le manoir des Bardes lez laqueuë en Brie et y appartient 150 arpens de terre, 2 arpens et demy de pré et doivent environ 54 sols de cens par an ;

à Crouere-la-Ferrière 285 arpens de petit bois et 18 arpens de terre ;

à faire en la plaine une petite dixme de demy-muid de blé ;

à la Chapelle Hannie et Essarteau en Brie deux petites de demy-muid de grains ;

la Grange dismeresse de Bernay en Brie et les dixmes du lieu ;

emprès Sucy l'Eglise 80 arpens de petits bois ;

à Corbeil, Essonne et Lieussaint les religieuses ont part au péage et travers et vaut par an six livres parisis ;

audit Lieussaint menus Gens qui vallent par ans 16 sols ;

à Ommoie une petite Dixme de 4 septiers de grain ;

au viel Corbeil le quart des Dixmes et vaut par an 16 sols parisis ;

à Challandre sur villeneuve Saint-Georges, un petit manoir et menus cens, 16 arpens de terre, 7 quartiers de pré et haute justice partout et vaut de ferme par an de 10 à 12 livres parisis ;

à Savigny-les-Aunoy, un petit manoir bien ruineux, 300 arpens de terre, 20 arpens de prés et vaut par an de ferme 8 livres parisis ;

à Bondis 6 arpens de pré ;

à Noisy-le-Sec menus cens vallent par an 60 sols parisis ;

à Roisy en parisis Champars, terres et un petit de cens qui vallent de ferme 6 septiers de grain ;

à Louvre en Parisis au tel et vaut par an 24 sols parisis de ferme ;.

au Bourgeel menus cens montans 2 sols 11 deniers ;

illec de rente sur certaines terres 4 sextiers d'avoine et environ 30 sols à Noël ;

à Gonnesse un petit manoir, 2 arpens et demy de vignes et 10 sols de menus cens ;

à Groslay près d'illec, deux arpens de terre ;

à Saint-Gratian sous montmorency l'église a environ 10 sols de menus cens ;

à Soisy sous montmorency un petit manoir et certains cens et rentes données à Saint-Antoine pour trouver huile et cire en l'église ;

à Argenteuil 8 sols de cens et autres droits qui vallent 8 sols ;

à Bagneux-saint-Esblaut la moitié d'un pressoüer et certaine rente sur l'église Notre-Dame de Paris.

à Chateillon près d'illec menus cens qui peuvent valloir 6 sols ;

au Bourc la Royne, 7 arpens de terre ;

à Vitry 7 quartiers de vigne ;

à Vissous une petite Dixme qui vaut par an 2 sextiers de grain ;

à Orly 2 arpens et demy de terre;

à Charenton ung moullin à Eaüe sur le milieu du pont;

à Mutry 2 arpens de terre ;

à Champanguez les Beaumont sur Oise, un petit manoir bien ruineux, 26 arpens de terre, 6 arpens de pré, environ 10 sols de cens portans ventes et saisine et justice foncière ;

à Beaumont-sur-Oise 4 arpens de pré, cens et rentes, et vaut de ferme par an 30 sols ;

à Cressonsart vers la neuville le Roy en Beauvoisis, 36 arpens de terre ;

à Chermancourt-les-Compiègne 2 arpens de vignes ;

à Houssoy, et à Remangis ung courtil et 24 arpens de terre ;

à Oissonville en Beauce le four du lieu et menus cens vallans par an, environ 10 livres parisis ;

à Saclais et Souplainville en Beauce menus cens vallans par an environ 10 sols parisis ;

à Audeville en Beausse, menus cens vallans par an 3 sols parisis ;

Et soit mémoire que lesdittes religieuses ont plusieurs menues et petites rentes tant sur la recepte du roy à Paris, à Chartres et à Troyes en Champaigne, et aussi sur la terre et comté de Montfort et appartenances sur le Comté de Eu, sur le Comté de Flandres à Arras, à Abbeville, dedans Paris, et sur plusieurs seigneurs en plusieurs et divers lieux, dont elles ne reçoivent pas le tiers, non pas le quart.

On voit par cette déclaration du temporel de l'abbaye que cette dernière possédait à la fin du XIVe siècle près de 2.000 arpens de propriétés (terres, prés, vignes, bois, etc.),54 livres 11 sols et 11 deniers de revenus, et que ses dîmes rapportaient environ 37 hectolitres 46 litres de blé ou grains et 12 hectolitres 48 litres d'avoine.

Une déclaration du temporel de Saint-Antoine (1) présentée le 21 août 1448 par Maistre Blaise Foret, procureur, évalue à 199 arpens un quartier les biens situés au portour de l'abbaye, tant vignes que terres labourables ; lesquelles Terres et Vignes icelles Religieuses font labourer pour leur vie et entretiennement.

En 1668, les religieuses, pour obéir à l'ordonnance du roi, firent à l'évêque de Paris la déclaration de leur temporel (*Archives nationales* S. 4357). D'après cette déclaration « le revenu temporel se trouve monter

1. *Archives nationales*, S. 4357.

à communes années à la somme de seize milles neuf cents quatre vingt six livres neuf sols six deniers ; trois muids un septier de bled froment, un muid de seigle, un muid d'avoine et deux muids de vin de Noisy. Cette Recepte néanmoins n'est pas effective par chacun an, y ayant plusieurs cas et causes pour lesquelles il arrive des retardements, diminutions et non valleurs. » Dans le revenu temporel sont comptées les pensions viagères des abbesses, coadjutrice, prieure et religieuses de chœur, qui se montent à cette époque à 10.600 livres.

Un Etat de l'abbaye de Saint-Antoine présenté à son Eminence Monseigneur le Cardinal de Luynes et à nos seigneurs de la Commission (*Archives nationales*. S. 4357) nous donne le chiffre des revenus, des charges et des dettes de l'abbaye en 1771. « Il résulte du présent état que les revenus annuels de l'abbaye se montent à 73.404 livres, 15 sols, 3 deniers ; les dépenses et charges annuelles à 73.134 livres 18 sols 6 deniers ; ainsy la recette excède la dépense de 269 livres 16 sols 9 deniers. Les dettes actives se montent à 20.603 livres 3 sols ; reste dû en arrérages de rentes, dettes exigibles, etc., 185.000 livres. » Dans le revenu sont comptés : le loyer des appartements pour grandes pensionnaires 15.000 livres ; les pensions de 10 dames ou demoiselles et 4 femmes de chambre 7.600 livres ; le prix de location des deux boucheries du faubourg Saint-Antoine louées sans baux à plusieurs bouchers 2700 livres. L'abbaye ayant reçu en 1760 la somme de 413.793 livres provenant de la succession de S. A. S. Madame de Bourbon précédente abbesse, 261.356 livres furent dépensés en paiement de dettes ; « les 152.000 livres restants furent placés en acquisitions de contracts au denier 25 sur la ville dont on perçoit annuellement 3758 livres de rente auppal de 75.160 livres et le surplus en contracts sur particuliers qui ont été remboursés, et dont les principaux ont servis au payement des 156.812 livres payés à compte des Dépenses du bâtiment neuf. »

Le 13 novembre 1789 l'Assemblée Nationale ordonna à tous les titulaires de bénéfices, et à tous les supérieurs de maisons et établissements ecclésiastiques, de faire dans deux mois par devant les Juges royaux ou les Officiers municipaux, une déclaration détaillée de tous les biens revenus, charges, etc possédés par eux. En obéissance de ce décret, André Guibout, négociant, demeurant à Paris, grande rue du faubourg Saint-Antoine, fondé de la procuration de madame de Beauvau, se présenta le 28 février 1790 devant Le Couteulx de la

Noraye, lieutenant de Maire au Département du Domaine de la Ville de Paris, et déclara : 1° que les revenus de l'abbaye de Saint-Antoine se montaient à 75.285 livres 15 sols 2 deniers, savoir 12.954 livres 5 sols 2 deniers pour les cens et rentes du faubourg St-Antoine, 16.470 livres pour le loyer des maisons dans Paris, 3.680 livres pour le loyer des étaux de boucherie, 800 livres pour différentes redevances en grain, et 24.200 livres pour les lods et ventes tant dans Paris qu'à Montreuil et 1400 livres pour les rentes vingères. 2° Que les charges dont est grevée cette abbaïe s'élèvent à 32.119 livres 11 sols 10 deniers, savoir 179 livres 12 sols 1 denier pour cens et rente foncières, 224 livres pour les rentes perpétuelles, 4.860 livres pour les rentes viagères et 26.845 livres 19 sols 9 deniers pour les charges de la maison, telles que décimes honoraires du médecin, du chirurgien.

De même qu'au début de ce chapitre nous avons donné le nom des propriétés de l'abbaye en 1384, de même nous donnerons en terminant les noms des biens avec les prix de ferme. On pourra ainsi faire la comparaison. Nous empruntons cette liste à la déclaration d'André Guibout, dont nous venons de parler et qui est aux *Archives nationales* (S. 4357). L'abbaye Saint-Antoine possédait en 1790 :

	louée
La ferme d'Aunet	900 livres
— Chalendray	1.300
— Savigny	3.300
— Brie-sur-Marne	250
— Louvres en parisis	360
Droit de chasse dudit fief	40
— Epiais	500
Le moulin de la Tour à Montreuil	200
A Vanvres, 15 perches de terre	27
A Neuilly-sur-Marne 5 cartiers de pré	18
A Bagnolet, 2 arpents de terre	100
Ferme de Saint-Mandé	500
A Charonne, 4 arpents de terre	288
— 2 arpents 1/2 de terre	137 l. 10 sols
Le quart des dismes de la paroisse de Saint-Martin et Saint-Jacques de Corbeil	50
Champagne	925
Terres de la Basse-Cour situées avenue de Vincennes et vallée de Fécamp	3.490
Enclos de l'abbaye	3.400
Total	15.785 l. 10 sols

Les biens de l'abbaye royale de Saint-Antoine n'étaient donc pas très considérables et les revenus équilibraient bien juste les charges. Presque toutes ces propriétés lui furent données aux premiers temps de son existence ; ce n'est donc pas sa puissance pécuniaire qui lui valut sa grande réputation. Cette situation précaire est bien exposée dans un mémoire que les religieuses de Saint-Antoine adressèrent au roi au XVIIIe siècle lorsqu'elles sollicitèrent l'établissement d'un marché au faubourg Saint-Antoine (*Archives nationales*, sect. admin. S .4363). Il y est dit que « le fondateur de cette abbaye lui donna pour tout bien environ 400 arpens de terres, partie en valeur et partie en friches, avec toute justice et seigneurie. Les donnations subséquentes ne consistent qu'en cinq petites fermes et censives aux environs de Paris... Les premiers baux à cens du 12e et 13e siècles furent faits à raison de 10 sols par arpent et les autres par progressions de la valeur des terres ».

Il nous reste à parler de deux boucheries et d'un marché qui furent octroyés par lettres patentes à l'abbaye de Saint-Antoine. Par lettres patentes du 2 mars 1643 (le parchemin original, qui est en fort mauvais état et déchiré, est aux *archives nationales* S. 4363), Louis XIV donna permission aux abbesse et religieuses de Saint-Antoine, d'établir foire, marché et 8 étaux de boucherie dans une place appellée Saint-Bernard à l'entrée de la rue de Montreuil en la Censive et Seigneurie de la ditte abbaye. Les bâtiments de cette boucherie existent encore aujourd'hui et sont occupés par différentes industries ; parmi ces dernières se trouve une boucherie dont l'enseigne « Boucherie des deux siècles » rappelle la fondation de la boucherie de l'abbaye au XVIIe siècle. Une sentence du Châtelet, en date du 2 décembre 1645 (*archives* S. 4363), fit deffenses à tous particuliers et notamment à Charles Henry de Malo, seigneur de Bercy, conseiller du roy en son grand conseil d'établir aucune boucherie, de vendre ni faire vendre et étaler aucune viande ailleurs que dans les étaux de l'abbaye et ordonna que les lettres patentes de 1643 seraient affichées et publiées à son de trompe et cry public ; les bouchers qui ne se conformeraient pas à cette sentence verront leurs viandes ou poissons confisqués et paieront 200 livres d'amende. Le nombre des habitants du faubourg Saint-Antoine ayant rapidement augmenté, les 8 étaux ne furent plus suffisants pour fournir de viande tout le faubourg ; aussi le 4 juillet 1667 un arrêt du Parlement (*archives* S. 4363) eut lieu entre les bouchers de la ville de Paris, les habitans du faubourg Saint-Antoine et les abbesse et religieuses de laditte abbaye pour décider sur le lieu et la quantité des étaux de boucherie à bâtir pour fournir suffisamment de viande aux habitans du fauxbourg Saint-Antoine. Le 7 mars 1672 un arrêt contradictoire du Parlement (*Archives*. S. 4363) permit aux abbesse et religieuses de Saint-Antoine de faire bâtir et établir dix étaux de boucherie entre les rues Saint-Nicolas, Traversière ou autre lieu plus commode pour le public et deux sous la halle et place Saint-Bernard outre les huit qui avaient été précédemment construits sur laditte place, et enjoignit à tous Bouchers de se retirer dans lesdittes boucheries pour y débiter leurs viandes, avec deffenses aux bouchers et autres de vendre ni de bâtir des étaux ailleurs à peine de confiscation faisant pareillement deffenses à tous propriétaires de maisons de loüer des boutiques pour y vendre de la viande. Des lettres patentes de Sa Majesté, du mois de janvier 1673, vinrent confirmer l'arrêt du Parlement, du 7 mars 1672. Ces dix nouveaux étaux constituèrent la Boucherie Neuve. « La Boucherie Neuve, dit Piganiol de la Force (1), est dans l'esplanade qui est à la tête du Faubourg, et a été ainsi nommée pour la distinguer de celle qui est dans la grand rue qui est la plus ancienne. » Cette boucherie figure sur les plans de Bernard Jaillot et de La Caille. Le faubourg Saint-Antoine continua de s'étendre et au XVIIIe siècle il comprenait plus de 90.000 habitants ; l'emplacement du marché vis-à-vis l'abbaye et les 20 étaux n'étaient plus suffisants. Des lettres patentes du 8 may 1724 avaient bien permis aux religieuses de Saint-Antoine de faire construire 20 nouveaux étaux mais ces derniers n'avaient point été élevés. Faute de place les débitants et les acheteurs se répandaient dans la rue et empêchaient le libre passage des voitures destinées à approvisionner Paris et des carrosses publics, et particuliers. Il en résultait très souvent que des personnes étaient écrasées ou blessées. Pour mettre fin à cet état de choses, les religieuses de Saint-Antoine sollicitèrent du roi l'établissement d'un marché dans un marais de 10 arpens et dans une partie de leur enclos ; les nouvelles rues aboutissant à ce marché devaient former 8 vastes emplacements, où l'on établirait 8 étaux au lieu des 20 accordés en 1724, et non encore construits, et des échoppes en nombre suffisant pour la vente

1. *Description de Paris*, 1765, tome V, page 59.

de toutes autres denrées de bouche, paille, foin, etc... Des lettres patentes du roy, données à Versailles le 17 février 1777 et enregistrées au parlement le 27 août de la même année, accordèrent aux religieuses de Saint-Antoine ce qu'elles avaient sollicité et le nouveau marché, qui prit le nom de marché de l'abbaye de Saint-Antoine et plus tard celui de marché Beauvau, fut construit en 1779 sur les dessins de l'architecte Lenoir le Romain.

Ce monopole de la vente de viande de boucherie possédé par l'abbaye Saint-Antoine dans toute l'étendue du faubourg, fut protégé par des arrêts du parlement en date du 7 mars 1672, 15 avril 1680, 7 juillet 1781, une sentence du Châtelet en date du 2 décembre 1645, et des sentences de police datées du 23 juin 1706, 30 décembre 1721 6 juillet 1745. Toutes ces pièces sont aux *Archives Nationales* (sect. admin., S. 4363). Le 13 mai 1678 les étaux, halle et place, avaient été déclarés exempts de toute charge et redevance au profit de Sa Majesté.

Ces étaux étaient affermés à des bouchers, comme nous l'avons vu plus haut. En 1771 ils étaient affermés 2700 livres et 3.680 l. en 1790.

L'abbaye de Saint-Antoine possédait encore un moulin à vent dont il est parlé, ainsi que nous le verrons dans les chroniques de l'abbaye, à différentes époques : en 1358 lors de la conférence entre le Dauphin et Charles le Mauvais ; en 1590, lors du siége de Paris, etc... Nous ne connaissons pas son emplacement exact. Il devait être situé sur le territoire de Reuilly, entre l'abbaye de Saint-Antoine et le bois de Vincennes.

Les maisons possédées par l'abbaye, tant à Paris qu'en province, celles sur lesquelles elle avait des droits de censive ou des titres de rente, les dîmes qu'elle prélevait et les fiefs qui relevaient d'elle sont assez nombreux. On trouvera les titres de ces propriétés aux *Archives Nationales* soit dans la section administrative (S. 4357 à 4405), soit dans la section historique (L. 1014 et 1015). Un cartulaire fort précieux conservé également aux *Archives* (LL. 155) renferme toute une série de pièces datant du XIIIe siècle relatives aux propriétés de l'abbaye à cette époque. Nous y renvoyons le lecteur.

CHAPITRE IV

CHRONIQUE DE L'ABBAYE DE SAINT-ANTOINE.

Avant de commencer l'histoire des faits qui ont eu l'abbaye Saint-Antoine pour théâtre, nous croyons utile de donner une liste des abbesses de cette maison. Cette liste nous l'emprunterons à peu près en entier à la *Gallia christiania*, et il nous suffira pour la rendre complète d'y ajouter le nom de la dernière abbesse de Saint-Antoine. Un interrègne de 14 mois se produisit au XVIIIe siècle dans le gouvernement de l'abbaye ; Madame de Mornay de Montchevreuil étant morte au mois de mars 1722, ce ne fut que le 9 mai 1723 que Madame de Bourbon-Condé reçut sa nomination. Il existe dans la collection sigillographique des *Archives nationales* différents sceaux d'abbesses de Saint-Antoine. M. H. Bonnardot a donné la reproduction du sceau de l'abbesse en 1275 (c'était alors Agnès III qui régnait), et la reproduction du sceau d'Emerance de Colonne, abbesse en 1422 ; nous y renvoyons le lecteur.

I. — Théophanie (1204 à 1214).
II. — Agnès Ire (1214 à 1221).
III. — Amicia Ire (1221 à 1233).
IV. — Agnès II de Mauvoisin (1233 à 1240).
V. — Amicia II de Briart de Villepècle (1240 à 1253).
VI. — Jehanne Ire (1253 à 1254).
VII. — Guillemette (1254 à 1256).
VIII. — Jehanne II (1256 à 1268).
IX. — Philippa (1268 à 1274).
X. — Agnès III (1274 à 1287).
XI. — Hellissendis Ire de Moucy d'Aunoy (1287 à 1294).
XII. — Laure de Trescikens (1294 à 1298).
XIII. — Egidia de Beaumont-au-Bois (1298 à 1304).
XIV. — Alix, Aaleps ou Elipdis de la Roche (1304 à 1316).
XV. — Helissendis II Allaire (1316 à 1324).

XVI. — Marguerite Ire Petit (1324 à 1330).
XVII. — Petronille Ire de Condé (1330 à 1332).
XVIII. — Ameline de Bourbon (1332 à 1338).
XIX. — Marguerite II d'Allemant (1338 à 1359).
XX. — Droca de Chevrel ou de Bourgoigne (1359 à 1381).
XXI. — Jehanne III du Pont (1381 à 1396).
XXII. — Jacoba de Chanteprime (1396 à 1400).
XXIII. — Marguerite III de Chanteprime (1400 à 1417).
XXIV. — Petronille II, le Duc, dite la Duchesse (1417 à 1419).
XXV. — Emerance de Calonne (1419 à 1440).
XXVI. — Marie Ire de Gouy (1440 à 1459).
XXVII. — Jehanne IV Thibout ou Thiboust (1459 à 1497).
XXVIII. — Martine Baillet (1497 à 1502).
XXIX. — Isabelle Simon (1502 à 1525).
XXX. — Jehanne V de Longuejoue (1525 à 1542).
XXXI. — Marguerite IV de Vaudetar (1542 à 1572).
XXXII. — Anne de Thou (1572 à 1593).
XXXIII. — Jehanne VI Camus de Pontcarré (1593 à 1596).
XXXIV. — Magdeleine Ire Brulart (1596 à 1597).
XXXV. — Jehanne VII du Puy (1597 à 1600).
XXXVI. — Renée de la Salle (1600 à 1636).
XXXVII. — Marie II Bouthillier (1636 à 1652).
XXXVIII. — Magdeleine II Molé (1652 à 1681).
XXXIX. — Françoise Molé (1681 à 1686).
XL. — Marie-Magdeleine de Mornay de Montchevreuil (1686 à 1722).
XLI. — Marie-Anne-Gabrielle-Eléonore de Bourbon-Condé (1723 à 1760).
XLII. — Gabrielle-Charlotte de Beauvau-Craon (1760 à 1790).

L'abbaye royale de Saint-Antoine des Champs fut fondée en 1198, sous le règne de Philippe-Auguste et sous le pontificat du pape Innocent III, par Foulques, curé de Neuilly-sur-Marne, celui-là même qui prêcha la quatrième croisade. « L'an mil cent quatre vingtz dix-huit après l'incarnatio de nostre sauveur Jésus-Christ, lit-on dans Gilles Corrozet (1), au temps du Pape Innocent III de Philippe-Auguste,

1. *Les antiquitez chroniques et singularitez de Paris*, par Gilles Corrozet, 1586, p. 65.

Roy de France, deuxiesme du nom. Il y eust un sainct homme en France appellé Foulques de Nuilly, prestre et Curé, chapelain de reverend père en Dieu Maurice Evesque de Paris : lequel meu de devotion fit bastir l'Abbaye Saint-Anthoine des Champs, aydé par le sus dict Evesque. » Ce Foulques était le plus célèbre prédicateur de son temps et il faisait beaucoup de miracles (1). Il guérissait toutes sortes de maladies par l'imposition des mains et le signe de la croix. Il donnait la lumière aux aveugles, l'ouïe aux sourds, la parole aux muets, dit l'auteur des *Grandes Chroniques de France*, qui ajoute que plusieurs n'y croyaient guère : « aucuns ne les croyent pas légièrement ». Sans doute qu'alors il ne resta plus de malades à Paris. Il s'associa, Pierre de Roussy, autre prédicateur, qui, par ses sermons, convertit plusieurs usuriers et femmes publiques de Paris. « Et aussi, ajoute t-il, les folles femmes qui se mettaient aux bordeaux et aux carrefours des voyes, et s'abandonnaient pour petits prix, à tous, sans avoir honte ni vergogne » (2). Ces femmes prostituées, après avoir entendu Foulques de Neuilly, se coupèrent les cheveux et renoncèrent à leur infâme métier. Les unes firent des pèlerinages, nu-pieds et en chemise; les autres furent recueillies par le prédicateur, et devinrent les premières religieuses de ce monastère qui fut honoré plus tard du titre d'abbaye royale.

Nicole Gilles, dans ses *Chroniques et annales de France* attribue la même origine à l'abbaye de Saint-Antoine (fueil. XC j, verso) : « Ledict Evesque Maurice laissa un chapelain, nommé Foulques, par les preschemens et admonnestemens duquel plusieurs femmes demourans à Paris, mal conditionnées, qui, avoyet mal usé et abusé de leurs corps, se convertirent à dévotion et à vivre solitairement : et en l'an mil cent quatre vingtz dix huyct pour elles fut fondée et édifiée l'Abbaye de Saint Anthoine des Champs près Paris ».

Cette date de 1198 est la plus communément adoptée, mais certains auteurs, comme Du Breul, font remonter la fondation de l'abbaye à 1131, d'autres, comme Albéric, à 1190. Les dates de 1182, 1190 et 1193, ont été également données.

« Pour concilier ces différentes époques, dit Jaillot (3), ne pourrait-

1. J. A. Dulaure, *Histoire de Paris*, 1834, tome II, page 270.
2. *Grandes Chroniques de France*, tome II, f° 25, verso.
3. Jaillot. *Recherches sur la ville de Paris*, 1775, tome III, XV° quartier, page 40.

on pas dire que cette Maison, où étoit une Chapelle de S. Antoine, parut propre, par sa situation, pour y placer, en 1198, les personnes que Foulques convertit; et que les ayant engagées à quitter le monde, il fit construire les bâtiments nécessaires pour les recevoir ? »

Du Breul donne de la fondation de Saint-Antoine une version, qui pour n'être pas vraisemblable, est cependant des plus intéressantes, car elle peint admirablement les idées et les croyances du Moyen-Age.

« En cette Abbaye, dit-il (1), sont Religieuses de l'ordre S. Benoist, sous la congrégation de Cisteaux. De laquelle la fondation est escrit en un grand tableau de leur Eglise, au deça du Chœur à main senestre en ces termes.

« L'an de l'Incarnation de nostre Seigneur 1181. s'esmeut certain discord entre les Escoliers de l'Université de Paris, et aucuns habitans de ladite ville. Pour cause que lesdits Escoliers de iour à autre, prenoient et ravissoient de faict et force de leurs femmes, filles et chambrières.

« Pour lesquelles causes furent plusieurs desdits Escoliers et bourgeois occis et massacrez, tellemet que lesdits Escoliers ne vouluret departir, et aller tenir Université ailleurs. Par quoy la ville de Paris en demeura moult depopulée, et la foy par ce moyen blessée. Et pour ce icelle Université envoya à Rome par devers le sainct Père. Lequel pour obvier aux inconveniens qui s'en fussent ensuivis, envoya deux de ses Cardinaux à Paris, pour pacifier et accorder lesdits parties. Lesquels venus de Rome arrivèrent au bois de Vincennes près Paris environ l'Aube du iour. Et ceux qui les avoient esté querir, arrivèrent entre ledit bois et Paris, sur une petite montagne, au-dessus du lieu, où est à présent fondée l'Eglise de sainct Anthoine. Et là fut érigée une Croix, nommée la Croix Benoiste, à présent brisée, d'où l'on voit à plain la ville de Paris. Iceux Cardinaux se mirent à descendre à genoux, faisans leurs prières à nostre Créateur, afin qu'ils peussent faire chose qui luy fut agréable, et la chose accomplir pour laquelle ils estoiet envoyez. Et ce fait remontèrent sur leurs mules. Et vindret un peu outre en la vallée en aprochat de Paris. Où ils trouveret une personne en semblance d'Hermite, tenant en sa main un manequin ou panier plain de pierres. Et iceluy Hermite les iettoit sur terre par

1. Du Breul. *Le théâtre des antiquitez de Paris*, 1639, page 1021.

espace d'une enjambée en compassant et environnant le lieu d'icelle Eglise, où elle est à présent fondée. Auquel Hermite ils s'addressèrent et l'admirèrent, en disants qu'il leur dit qui il estoit, et signifioit ce qu'il faisoit. Lequel tantost leur dict. Ie suis Anthoine icy envoyé par la volonté du tout puissant, pour compasser et faire l'enceinte de ce lieu. Auquel i'ordonne que l'on édifie une Eglise ; Où le Tout-puissant et sa glorieuse Mère soient priez, honorez et servis, et moy aussi, pour soulager et supporter le peuple de France de travail, et de peine. Et afin que plus légèrement ils puissent acquérir le remède de ce qu'ils requerront, pour ce que par deça les Monts n'y a Eglise qui en soit fondée. Et ces choses dictes lesdits Cardinaux luy faisants plusieurs prières et requestes, le virent esvanouÿr. Et après se remontèrent et vindrent à Paris de bon matin ; Et eux logez, ne firent et ne dirent autre chose touchant leur ambassade, iusques à ce qu'ils eussent revelé la dite vision, comme ils firent peu après, l'un preschant en l'Église S. Merri, et l'autre en Église S. Séverin. Alors le peuple de Paris meu de dévotion, fit fonder audit lieu une petite Eglise et Chapelle au pourpris de S. Antoine, qui encore y est, sur le chemin, en l'honneur du glorieux amy de Dieu Monsieur S. Antoine. Ils y firent aussi un Hostel surnommé de S. Antoine : où ils se retirérent plusieurs personnes pour y vivre chastement et solitairement, comme le lieu y estoit propre, ayant plusieurs bocages et déserts.

« En l'an dessusdit frère Huc Fouquaulx Abbé de S. Denis en France, par ordonnance et à la requeste desdits Cardinaux, après leur departement, entretint et prescha ladite vision ; et par son moyen tant qu'il vesquit retira maintes personnes, tant usuriers comme menans vie dissolüe. Et fit à plusieurs d'iceux usuriers rendre les gages francs et quittes à ceux qui leur devroient. Et leur fit mener dessors en avant vie charitable, pour lesdites usures.

« Aux homes et femmes de dissolution et mesmemet à celles qui s'abandonnoient pour vil et petit pris, fit renoncer et delaisser leurs dits vices. Dont il y en eut partie qui esleurent et voüerent mener et faire vie contemplative sous religion. Les autres furent liées par mariage : les autres se prindrent à faire voyages et pellerinages, nuds pieds et voillez par tout le corps d'un linge ou autremen.

« Environ l'an 1193, ledit Hue Fouquaulx, Abbé de S. Denis deceda, laissant pour successeur Pierre de Roissy, lequel continua à publier et prescher au peuple ladite vision de S. Antoine. Tellement qu'en ladite maison (qui estoit en forme d'Hermitage) en l'an 1197, il s'y retira grand nombre de Prestres et laics, hommes et femmes. Et ne pouvats où loger, lesdits Prestres bastir au dit lieu sur la chaussée un Cloistre, un dortoir, un refectoir et une salle. Et un peu plus loing vers la court, fut pareillement basty pour les femmes un dortoir, un refectoir et un cloistre, appellé à présent le vieil cloistre aux Dames. »

1204. — « Ce mélange d'individus, dit Jacquemard (1), ayant produit d'autres fruits que ceux de la retraite et de la pénitence, Eudes de Sully, successeur de Maurice, ayant menacé les religieuses de les expulser, ainsi que les religieux, s'ils ne changeoient pas de conduite, et les premières s'étant soumises à embrasser la règle d'une congrégation réformée, elles se mirent sous la direction de l'abbé de Citeaux. » Elles prirent cette résolution d'après le conseil de Saint-Guillaume, archevêque de Bourges, ancien chanoine de Notre-Dame de Paris, ex-religieux de Gramont et ancien abbé de Chaalis. La lettre suivante d'Eudes de Sully, évêque de Paris, témoigne que l'abbaye a reçu la règle de Citeaux, avec la filiation spéciale de cette maison, chef de l'ordre, et qu'on a établi une abbesse à Saint-Antoine ; en conséquence Eudes accorde à la nouvelle abbaye toutes les immunités dont jouissent les autres maisons de l'Ordre de Citeaux. Cette lettre d'Odon est conservée aux *Archives Nationales*, sect. histor. L. 1015) ; elle est revêtue d'un sceau représentant d'un côté un évêque et au revers un personnage à genoux.

« Odo divinâ miseratione Pariensis episcopus ; omnibus ad quos litteræ istæ pervenerint, in Domino salutem. Notum fieri volumus quod cum domus sancti Antonii Parisiensis de concessione et voluntate nostra ordinem Cisterciensem receperit, et facta sit domus Cistercii filia specialis, et etiam ibidem abbatissa sit auctore Domino instituta ; eidem domui benigne concessimus et concedimus immunitates illas quibus gaudent cœteræ Cisterciensis ordinis abbatiæ. In hujus itaque nostræ concessionis testimonium præsentem paginam notari facimus, et sigilli nostri munimine roborari. Actum anno incarnati verbi M.CC.IV, pontificatus vero nostri anno VIII. »

1. Jacquemard. *Remarques historiques et critiques sur les trente-trois paroisses de Paris*, 1791, page 57.

La première abbesse de Saint-Antoine élue en 1204, se nommait Théophanie ou Théophine.

1206. « Eudes donna ses soins, dit Félibien, pour faire incorporer l'abbaye de Saint-Antoine et celle de Porroit, depuis appellé Port royal, au mesme ordre ; et comme elles estoient désormais soumises au gouvernement des Cisterciens, il se dépouilla de toute son autorité sur ces deux abbayes, afin qu'elles fussent gouvernées par l'abbé de Cisteaux leur père immédiat (du moins de saint-Antoine) selon les statuts et constitutions de l'ordre. » Les lettres d'Eudes incorporant l'abbaye de S. Antoine à l'ordre de Citeaux sont insérées dans un décret du chapitre général de Citeaux de l'an 1206. En voici la copie, d'après le parchemin original conservé aux *Archives Nationales* (sect. histor. L. 1015) :

« Nos A. abbas Cistercii, notum facimus universis præsentes litteras inspecturis, quod litteræ venerabilis patris Odonis quondam episcopi Parisiensis sunt apud nos integræ, non cancellatæ, non aliqua ex parte diminutæ, sigillo ejusdem episcopi sigillatæ, quarum tenorem de verbo ad verbum hic inferius fecimus annotari : Odo miseratione divina Paris episcopus ; universis præsentes litteras inspecturis, æternam in Domino salutem. Cupientes cœnobis monialium de sancto Antonio Parisiensis et de Porreto in posterum provideri, optantesque monasticam in eis vigere disciplinam perpetuis temporibus, incorporari fecimus ordini Cisterciensi ipsa cœnobia, et ut immediatæ sint filiæ Cistercii monasterii, tradidimus supradicta cœnobia venerabili A. abbati Cistercii ab omni nostra jurisdictione absoluta, sicut ordinis exigunt instituta ; ut videlicet domus ipsæ per eundem abbatem ejusque successores, secundum ipsius ordinis disciplinam in omnibus in perpetuum ordinentur. Et ut hoc ratum ac stabile in perpetuum perseveret, præsentem cartam in testimonium sigilli nostri impressione curavimus communire. Actum apud Cistercium anno Domini M.CC.VI, in capitulo generali. »

1208. L'incorporation de l'abbaye de Saint-Antoine à l'ordre de Citeaux fut confirmée au chapitre général de Citeaux, l'an 1208, par un décret qui porte en tête les noms des abbés de Citeaux, de la Ferté, de Pontigni, de Clervaux et de Morimond. Voici ce décret dont l'original est aux *Archives Nationales* (sect. histor. L. 1015) :

« Universis abbatibus, prioribus, subprioribus Cisterciencis ordinis, frater C. Cist. R. de Firmitate, G. Ponth. W. Clarrewall, et P. Morimond dicti abbates, salutem in Domino. Notum facimus universitati vestræ quod nos auctoritate capituli generalis et totius ordinis Cist. concessimus abbatissæ et conventui sancti Anton. Parisiensis, et omnibus filiabus suis, quod sint plenarie incorporatæ ordini nostro ut ante concessimus, et conversis eorumdem quod ex toto ordinem imitentur ; et cum ad domos nostras venerint, simul cum conversis nostris in ecclesia, in capitulo, in refectorio, in dormitorio admittantur. Clericis vero earum portantibus capas et scapularia qui servent ordinem monachorum, hoc quoque concessimus, ut retro chorum in nostris ecclesiis percipiant, et infra septa monasterii in loco competenti et a laicis separato eis honestius ministretur. Qui videlicet clerici professionem secundum ordinem scriptam coram altare legant, et lectam sancto signo crucis super altare ponant. Conversi vero coram abbatissa in capitulo stabilitatem promittant ; et secundum formam ordinis eidem abbatissæ professionem faciant. Actum anno gratiæ M.CC.VIII ».

Dans ce décret il est fait mention de deux sortes de religieux attachés à la maison de Saint-Antoine-des-Champs, des clercs et des convers. « Les clercs, dit Félibien (1), portoient cape et scapulaire, escrivoient leur profession sur une cédule, et la mettaient sur l'autel ; mais l'engagement des convers estoit moins solennel ; l'abbesse les recevoit au chapitre seulement, et là en sa présence ils promettoient stabilité. C'est ainsi qu'elle recevoit leur profession ». Les religieuses de l'abbaye de Saint-Antoine portaient, comme toutes les religieuses de l'ordre de Cîteaux, une robe blanche avec ceinture et scapulaire noirs. Au chœur elles mettaient, par dessus leur robe, une coule, ou vêtement très ample et très long, muni d'un capuchon et de larges manches et fait en drap blanc. Les novices étaient également vêtues de blanc, mais les converses portaient des vêtements de couleur brune en raison même de leurs fonctions.

1210. — Pour rendre inviolable leur union à l'ordre de Cîteaux, les religieuses de Saint-Antoine « envoyèrent (2) à Rome vers le Pape Innocent troisiesme, lequel eut pour agréable leur requeste, et leur octroya bulles fort amples de confirmation, y adioustant des Indulgences et Pardons de peine et de coulpe, pour les religieuses et do-

1. Félibien, *Histoire de la ville de Paris*, 1725, tome I page 227.
2. Du Breul. *Théâtre des antiquitez de Paris*, 1639, page 1023.

mestiques du dit sainct-Anthoine, et pour tous ceux qui visiteront ce lieu tous les ans le lendemain de Pâques, et y aumosneront de leurs biens selon leur pouvoir et facultez : autant comme s'ils visitoient les sainctes Eglises de Rome. »

1211. — En l'année 1211 eut lieu la fondation de la chapelle Saint-Pierre par Robert de Mauvoisin et une donation, faite par ce dernier, à l'abbaye de quelques arpents de terre. Nous en avons parlé à la fin du chapitre relatif à la topographie de l'abbaye.

1214. — Robert de Mauvoisin étant mort, on l'enterra dans la chapelle Saint-Pierre.

Cette même année mourut Théophanie abbesse de Saint-Antoine. Elle fût inhumée dans le chapitre avec cette épitaphe ; « Cy gist Thiephine, première abbesse de ceans. » Elle fut remplacée dans le gouvernement de l'abbaye par Agnès Ire.

1215. — « Comme l'abbaye de saint-Antoine (1) estoit bastie dans la paroisse de Saint-Paul, le curé de saint-Paul y voulut jouïr de ses droits curiaux. Mais enfin touché de la grande édification que répandoit ce monastère de tous costez, il se désista de ses prétentions, et l'archidiacre de Paris en mesme temps renonça volontiers à toutes les siennes ; et là-dessus Pierre de Nemours, évesque de Paris, par ses lettres du mois de May 1215 accorda à l'abbaye les droits curiaux sur tout l'enclos, les domestiques, et les hostes mesmes qui y seroient reçus. » Du Breul dit à ce sujet (2) : « L'an 1215 au mois de May Pierre Camb. Evesque 72e de Paris, son Archidiacre et le Curé de S. Paul (en l'estendüe de laquelle parroisse est l'Abbaye de S. Anthoine) quittèrent aux Religieuses tout ce qu'ils pourroient prétendre pour les droits parrochiaux ; et donnèrent permission irrévocable aux Religieux et Prestres séculiers demeurants en la ceinture de l'Abbaye ou ès environs, de leur administrer tous les saincts Sacremens. Lesdites lettres dattées le 7. an du Pontificat dudit sieur Evesque ». Voici la copie de ces lettres :

« Petrus Dei gratiâ Parisiensis episcopus ; omnibus præsentes litteras inspecturis, salutem in Domino. Ad universitatis vestræ notitiam volumus pervenire, quod cum Guido presbyter sancti Pauli Parisiensis jus parochiale in abbatia sancti Antonii postularet, eo quod in

1. Félibien. *Histoire de Paris*, 1725, tome I, page 227.
2. Du Breul. *Théâtre des antiquitez de Paris*, 1639, page 1023.

ipsius parochia sita esset ; nos de consensu ipsius presbyteri, nec non et archidiaconi Parisiensis, intuitu religionis et honestatis quæ ex ipsa abbatia redolet circumquaque, eidem abbatiæ omnimodum jus parrochiale concessimus in perpetuum obtinendum et in tota familia sua et in omnibus hospitibus quos hospitio recipiet infrà ambitum domus suæ. In cujus rei testimonium has litteras conscribi fecimus, et sigilli nostri munimine roborari. Actum anno Domini M. CC. XV mense Mayo ».

1221. — Agnès Ire mourut en 1221 après avoir gouverné l'abbaye pendant 7 ans. Elle fut enterrée dans le chapitre avec une courte épitaphe rappelant qu'elle fut la seconde abbesse de Saint-Antoine.

1223. — L'abbesse de Saint-Antoine ayant imploré la protection du pape pour se défendre de ceux qui voulaient s'emparer des biens de son monastère, Honorius III, prescrivit à l'archevêque de Sens de lancer contre les ravisseurs une sentence publique d'excommunication, cierges allumés. Nous publions en entier le rescrit d'Honorius, que les auteurs de la *Gallia Christiania* ont copié sur les archives de l'abbaye et qu'ils ont publié dans leur ouvrage, tome 7, page 95.

Rescriptum Honorii III, pro sancti Antonii Parisiensibus monialibus.

« Honorius episcopus servus servorum Dei, venerabilibus fratribus archiepiscopo Senonensi et suffraganeis ejus, salutem et apostolicam benedictionem. Non absque dolore cordis et plurima turbatione didicimus, quod ita in plerisque partibus ecclesiastica censura dissolvitur et canonicæ sententiæ censura enervatur, ut viri religiosi, et hii maxime qui per sedis apostolicæ privilegia majori donati sunt libertate, passim a malefactoribus suis injurias sustineant et rapinas, dum vix invenitur qui congrua illis protectione subveniat, et pro fovenda pauperum innocentia, se murum deffensionis opponat. Specialiter autem dilectæ in Christo filiæ abbatissa et conventus S. Antonii Parisiensis Cisterciensis ordinis, tam de frequentibus injuriis, quam de ipso quotidiano defectu justitiæ conquerentes, universalitatem vestram litteris petierunt apostolicis excitari, ut ita videlicet eis in tribulationibus suis contra malefactores earum prompta debeatis magnanimitate consurgere, quod ab angustiis quas sustinent ac pressuris, vestro possint præsidio respirare. Ideoque universitati vestræ per apostolica scripta mandamus atque præcipimus, quatinus illos qui possessiones, vel res, seu domos prædictarum abbatissæ ac conventus, vel hominu n suorum irreverenter invaserint, aut ea injuste detinuerint, quæ dictis sororibus ex testamento decedentium relinquuntur, seu in ipsas contra apostolicæ sedis indulta sententiam excommunicationis aut interdicti præsumpserint promulgare, vel decimas laborum de possessionibus habitis ante concilium generale, quas propriis manibus aut sumptibus excolunt, seu de nutrimentis ipsarum, spretis apostolicæ sedis privilegiis extorquere, monitione præmissa si laici fuerint, publice candelis accensis excommunicationis sententia percellatis ; si vero clerici, vel canonici regulares, seu monachi fuerint, eos, appellatione remota, ab officio et beneficio suspendatis, neutram relaxaturi sententiam, donec prædictis sororibus plenarie satisfaciant, et tam laici quam clerici sæculares, qui pro violenta manuum injectione anathematis vinculo fuerunt innodati, cum diœcesani episcopi litteris ad sedem apostolicam venientes, ab eodem vinculo mereantur absolvi. Villas autem in quibus bona prædictarum sororum, vel hominum suorum per violentiam detenta fuerunt, quamdiu ibi sunt, interdicti sententiæ supponatis. Datum Laterani XV, kal. Februarii, pontificatus nostri anno VII. »

Au mois de novembre de la même année « Guillaume, Evesque de Paris, consentit (1) que les biens que Robert de Malvoisin avait leguez pour fonder une chapelle en la cour de l'abbaye de Saint-Antoine y fussent assignez. »

1227. — Au mois de novembre 1227, le roi saint Louis accorda à l'abbaye un acte d'amortissement daté de Saint-Germain-en-Laye, et où il est fait mention des quatorze arpents de l'enclos de Saint-Antoine, de 174 arpents de terre, ainsi que 11 arpents et un quartier de vigne situés entre Paris et Vincennes, et de deux maisons à Paris. Cet acte d'amortissement porte la signature de Barthélémy de Roye, chambrier de France. Comme ces biens étaient situés dans l'étendue de la censive de Barthélémy de Roye, ce dernier ne se contenta pas de signer l'acte d'amortissement ; il y ajouta un acte de donation qui porte la même date que le précédent. Nous ne citerons que l'acte d'amortissement de saint Louis, car la donation de Barthélémy de Roye est rédigée en termes semblables.

Diploma Ludovici regis pro abbatia S. Antonii.

« In nomine sanctæ et individuæ Trinitatis, amen. Ludovicus Dei

1. Copie de la fondation de la chapelle Saint-Pierre (*Archives, sect. histor.*, L., 1015).

gratia Francorum rex; noverint universi præsentes pariter et futuri, quod nos dilectis nostris in christo abbatissæ, et conventui S. Antonii Parisiensis concedimus, ut terram in qua fundata est ipsarum ecclesia, quæ videlicet continet quatuordecim arpenta, et etiam centum septuaginta quatuor arpenta terræ, undecim arpenta et unum quarterium vinearum, sita inter Parisios et nemus Vicenarum, et duas domos sitas Parisiis, quæ omnia movent de cameraria Franciæ, et quæ etiam dicta abbatissa et conventus tenuerunt et possederunt a tempore claræ memoriæ regum Franciæ, Philippi videlicet avi nostri et Ludovici genitoris nostri, teneant et possideant pacifice et quiete, reddendo de prædictis censum debitum et redditus debitos domino fundi terræ. Quod ut perpetuæ stabilitatis obtineat firmitatem, præsentem paginam sigilli nostri auctoritate, et regii nominis charactere inferius annotato, salva justitia nostra in domibus supradictis, et salvo jure alieno, confirmamus. Factum apud sanctum Germanum in Laya, anno Dom. Incarn. MCCXXVII, mense Novembri, regni vero nostri anno primo, adstantibus in palatio nostro, quorum nomina supposita sunt et signa, dapifero nullo. Signum Roberti cubicularii. Signa Bartholomæi camerarii, Matthæi Franciæ constabularii. Acta vacante cancellaria. »

Dans son acte de donation Barthélémy de Roye réserve le cens pour lui et ses héritiers, et le droit de justice du roi sur les maisons de Paris.

« Ces deux actes, dit Jaillot, détruisent ce qui a été avancé par Du Breul sur la donation faite à cette abbaye, et qu'il suppose plus considérable qu'elle ne l'étoit effectivement. » Voici en effet ce que dit Du Breul dans son théâtre des antiquités de Paris : « L'an 1200, au mois de May, Louys fils du roi Philippe-Auguste, et père du Roi S. Louis, espousa Blanche, fille d'Alfonse, Roi de Castille, et niepce de Jean, Roy d'Angletterre. En mémoire de la ioye qu'il eut d'avoir eu le dit enfant S. Louis, il donna à la dite Abbaye la terre où est située l'Église, et les environs, contenants 14 arpens et unze perches de vignes ; Et deux cents soixante dix arpents de terres, qui sont Paris et le bois de Vincennes. »

1232. — Au mois de mai 1232 Guillaume, évêque de Paris, accorda une indulgence de vingt et un jours à ceux qui donneraient des secours pécuniaires à l'abbaye de Saint-Antoine ; sa lettre est aux *Archives Nationales* (section histor. L. 1014). Sous le même numéro il existe également aux Archives une charte, datée de juillet 1232, par laquelle le même évêque atteste l'abandon, fait par les frères hospitaliers de Saint-Antoine du Louvre, de leurs dîmes au Pré-Saint-Gervais.

1233. — Au mois de mai 1233 des lettres d'indulgence furent accordées aux bienfaiteurs de l'abbaye ; ces lettres sont aux Archives (sect. histor. L. 1014).

Le 2 juin 1233 eut lieu la dédicace solennelle de l'église abbatiale de Saint-Antoine. Nous avons relaté tout au long cette cérémonie dans notre chapitre sur la topographie de l'abbaye.

A l'occasion de cette dédicace, Guillaume, évêque de Paris, accorda des indulgences ; sa lettre est conservée aux *Archives Nationales* (sect. histor. L. 1015) ; elle est revêtue d'un sceau dont la moitié inférieure est brisée ; d'un côté se voit un évêque, de l'autre est la Vierge tenant l'enfant Jésus sur son bras.

Cette même année 1233, Agnès II, sœur de Robert de Mauvoisin, fondateur de la chapelle Saint Pierre, fut élue abbesse. Avant d'entrer dans les ordres, Agnès s'était mariée deux fois (1), d'abord avec Guillaume vidame de Gerberoy dans le diocèse de Beauvais, puis avec Drogon, seigneur de Cressonsart, dont elle eut trois fils : l'un Robert fut doyen, puis évêque de l'église de Beauvais ; aussi lisait-on cette courte épitaphe sur la tombe d'Agnès, enterrée dans le chapitre : *Cigit, madame Agnès de Cressonsart, autrefois abbesse.* Le nécrologe de Saint-Pierre de Beauvais s'exprime ainsi au sujet d'Agnès dont il passe sous silence le titre d'abbesse : aux Calendes d'Août mourut Agnès, dame de Cressonsart, pour laquelle son fils, évêque de Beauvais, nous a donné deux boisseaux de blé dans la grange de S. Lucien de Fontanis.

1239. — La sainte couronne d'épines, achetée par Saint-Louis à l'empereur de Constantinople Baudouin II pour la somme de 11.000 livres parisis (environ 1.350.000 francs), arriva d'Italie (2) au mois d'août. « De Sons, où il était (3), le roi Saint-Louis vint à sa rencontre jusqu'à Villeneuve-l'Archevêque (à cinq lieues de là), avec l'ar-

1. *Gallia Christiana.*

2. La sainte couronne avait été livrée aux Vénitiens par Baudouin comme garantie d'une somme assez considérable. L'empereur, dans son voyage en France, la donna à Saint-Louis, à la charge de la dégager.

3. Wallon. *Histoire de Saint-Louis*, 1878, page 60.

chevêque de Sens, Gautier Cornu, qui en fit la relation, Bernard, évêque du Puy, et ce qu'il avait de barons et de chevaliers autour de lui. Le 11 août 1239, il la rapporta processionnellement dans la ville au milieu d'un grand co icours de peuple : lui-même et son frère Robert, pieds nus et vêtus d'une simple cotte, portaient sur leurs épaules la châsse où l'insigne relique était renfermée. Le lendemain, le roi prenait le chemin de Paris. Pour satisfaire au pieux empressement de la population, la sainte couronne fut d'abord exposée sur une estrade que l'on éleva dans la plaine, hors des murs, près de l'église Saint-Antoine. Les prélats, le clergé des églises l'entouraient en grande pompe, ayant pris avec eux, pour lui faire honneur, les reliques des saints qu'ils possédaient, et la châsse sacrée était offerte à la vénération des fidèles. Après cette exhibition solennelle, le vendredi qui suivit l'Assomption, le roi et son frère la reprirent pour l'introduire dans Paris, contrastant ici encore, par leur humble appareil, avec les splendeurs déployées alentour ; et ils vinrent ainsi, avec un nombreux cortège de prélats, de clercs, de moines, de chevaliers, nu-pieds comme eux, jusque dans Notre-Dame, où des actions de grâces furent rendues à Dieu et à sa sainte mère. Puis ils emportèrent leur précieux trésor au palais, où ils le déposèrent dans la chapelle Saint-Nicolas, qui ne tarda pas à faire place à la Sainte-Chapelle. » Un vitrail de la Sainte-Chapelle, exécuté à cette époque, et qu'on peut voir encore aujourd'hui, représente cette translation solennelle des Reliques de la Passion. Parmi les reliques qui furent apportées à l'abbaye de Saint-Antoine pour escorter dignement la couronne étrangère jusque dans la cité, figurait une autre couronne d'épines qui était depuis longtemps conservée à Saint-Denis.

1240. — Amicie II, de Briart de Villepècle, fut élue abbesse de Saint-Antoine en 1240.

1248. — Au mois de juin 1248 saint Louis accorda à l'abbaye de Saint-Antoine l'amortissement de tous les biens qu'elle possédait. Voici cet acte d'amortissement :

« Præceptum Ludovici regis pro abbatia S. Antonii.

In nomine sanctæ et individuæ Trinitatis, amen. Ludovicus Dei gratia Francorum rex. Notum facimus, quod nos pro salute animæ nostræ et animarum felicis recordationis Ludovici quondam regis Francorum genitoris nostri, necnon et carissimæ dominæ et matris nostræ Blanchæ Francorum reginæ illustris ac antecessorum nostrorum, concedimus abbatiæ S. Antonii Paris. et abbatissæ et monialibus ibidem Deo servientibus, quæcumque ipsæ de feodo nostro sive dominio, vel censu nostro, in terris, vineis, pratis, nemoribus, fontibus, domibus, pascuis, sive aliis quibuscumque possessionibus, vel rebus aliis titulo donationis sive emptionis, sive ex legatione testamentorum, vel quocumque alio modo et eleemosynis a baronibus, militibus, clericis et laicis, sive a quibuscumque personis usque ad præsentem diem aquisierunt in manu mortua in perpetuum possidenda, salvo jure alieno, et censibus, et justitiis, et aliis redditibus quos habemus in censivis et rebus antedictis. Quod ut perpetuæ stabilitatis robur obtineat, præsentem paginam sigilli nostri auctoritate et regii nominis charactere inferius annotato, fecimus communiri. Datum Parisiis anno Incarnationis M.CC.XLVIII mense Junio, regni vero nostri XXII astantibus in palatio nostro, quorum nomina supposita sunt et signa, dapifero nullo. Sig. Stephani buticularii, sig. Johannis camerarii, constabulario nullo. Data vacante cancellaria. »

Le 12 juin 1248 qui était le vendredi après la Pentecôte, le roi Saint-Louis alla à Saint-Denis, où il reçut, avec l'oriflamme, l'écharpe et le bâton du pèlerin de la main du légat. « De là, revenant à Paris (1), il se rendit nu-pieds à Notre-Dame pour y visiter une dernière fois, avant de partir, la grande basilique, et y entendre la messe ; puis, toujours nu-pieds et en habits de pèlerin, il sortit de Paris, au milieu d'un immense concours de peuple, avec l'escorte des processions de toutes les églises, et il alla ainsi jusqu'à l'abbaye de Saint-Antoine. Après avoir fait ses dévotions dans l'abbaye et s'être recommandé aux prières des religieux, il prit congé du peuple, monta à cheval et partit. » Le roi Saint-Louis partait ainsi pour la septième croisade.

1255. — « L'an 1255, au mois de juin (2), Guillemette abbesse, de S. Antoine-des-Champs et sa communauté, avec la permission de l'abbé de Cisteaux, vendit à l'abbé et à l'ordre de Prémonstré la seigneurie et la censive de neuf maisons situées près des Cordeliers dans la rüe des Estuves, c'est à sçavoir quatre soûs parisis de rente foncière sur la maison des enfans d'Adam le Romain ; douze de rente foncière sur la maison de Pierre Sarrazin ; cent soûs parisis de sur-

1. Wallon. *Histoire de Saint-Louis*, 1878, page 120.
2. Félibien. *Histoire de Paris*, tome 1, livre VII, page 339.

cens sur la mesme maison : six sous parisis de rente foncière sur la maison de Jean de Beaumont ; six de pareille nature sur la maison de Marguerite du Célier ; quatre sur celle de Nicolas le Romain ; autant sur celle de feu Richard du Porche ; quarante deniers de mesme nature sur la maison d'Agnès de Vitri, et autant sur celle de Denise des Champs ; le tout faisant sept livres sis soûs parisis de cens annuels, qui fut acheté par les religieux de Prémonstré pour la somme de trois cent cinquante livres parisis, employée en autres fonds par les religieuses de S. Antoine. » Le texte latin de ce contrat de vente est reproduit à la page 209 du tome III, de l'*Histoire de Paris* de Félibien.

1256. — Guillemette ayant abdiqué, Jehanne II fut élue abbesse de Saint-Antoine en 1256.

Cette même année 1256, au mois de décembre, Jehanne (1) passa un contrat avec l'évêque de Paris au sujet d'une maison, sise à Paris, dans l'étendue de la seigneurie de cet évêque, et qu'une certaine Aalesia avait léguée à l'abbaye pour la construction d'une chapelle.

1257. — Pierre de Monsiaux, maître des œuvres de maçonnerie de la ville, ayant voulu mettre à exécution l'ordre qu'il avait reçu d'abattre l'église de Saint-Antoine, fut embrasé du feu Saint-Antoine. Nous avons rapporté plus haut le passage où Du Breul raconte cette légende.

1258. — Au mois d'août 1258 saint Louis, étant au château de Vincennes, accorda à l'abbaye de Saint-Antoine la franchise des ponts, portes, péages et travers, pour tout le royaume tant par terre que par eau. La charte octroyant ces privilèges est conservée aux Archives (sect. hist. L. 1015).

1261. — En l'année 1261 au mois de janvier, Jehanne II vendit à l'abbé et aux moines de Saint-Denis des droits de cens moyennant douze sols parisis, ainsi que le prouvent les archives de Saint-Denis.

1262. — Renauld III, évêque de Paris, donna en 1262 à l'abbaye de Saint-Antoine soixante livres parisis pour y fonder son anniversaire (*Archives*, sect. hist. L. 1014).

1268. — En 1268, au mois d'avril, Philippa fut élue abbesse.

1272. — En 1272, Pierre de Beaumont « léguat par son testament à l'abbaye de Saint-Antoine, où il eslut sa sépulture 7 l. parisis de

1. *Gallia Christiania*.

rente pour y faire annuellement son anniversaire, desquelles 7 l. il veut qu'on en prenne 40 sols parisis pour la pitance du couvent le jour qu'on fera son anniversaire (1). » Ce Pierre de Beaumont enterré à Saint-Pierre est représenté, sur sa tombe, armé d'une cotte de mailles avec ses armes Gironnées, et au-dessus les armes du Royaume de Sicile, pour marque qu'il en avoit esté Chambellan.

Au mois de février 1272, Philippe le Hardi, par une charte datée de Saint-Germain-en-Laye, accorda à l'abbaye un privilège royal de passaiges ; il donnait à l'abbaye de Saint-Antoine la franchise des ponts, portes, peages, travers par tout le royaume tant par terre que par eau. Ce document conservé aux *Archives nationales* (sect. histor. L. 1015) est revêtu du sceau royal qui est à moitié brisé.

Au mois d'août 1272, Philippa passa un contrat avec l'abbé et le monastère de Saint-Maur-des-Fossés au sujet de deux cents arpents de bois situés sur le territoire de Jarriel.

1274. — Philippa étant morte au mois d'août 1274 fut enterrée dans le chapitre ; son épitaphe rappelait qu'elle avait gouverné l'abbaye pendant six ans. Agnès III, fut élue abbesse à sa place.

1275. — Des lettres datées de 1275 et de 1283 constatent que l'abbesse et le monastère de Saint-Antoine près Paris devaient vingt-cinq sous de rente annuelle à Ranulf évêque de Paris sur une maison située dans la seigneurie de Guillaume dit Legrant.

1287. — Agnès III mourut le 20 septembre 1287, mais ses infirmités l'avaient obligée à abdiquer quelque temps avant sa mort.

Helissendis ou Héloïse Ire de Moucy d'Aunoy, élue abbesse en remplacement d'Agnès, ratifia au mois d'août 1287 la fondation d'une chapelle, dans l'église de Saint-Antoine, faite par la reine Marguerite avec le consentement de Thibaud, abbé de Citeaux, du temps où Agnès était encore abbesse ; cette fondation fut confirmée par Philippe le Bel, petit-fils de la reine Marguerite.

1291. — En l'année 1291, à l'époque où Helissendis était abbesse, le pape Nicolas IV défendit d'admettre plus de cent quarante religieuses, professes ou converses, dans l'abbaye de Saint-Antoine.

1294. — Hellissendis mourut en 1294, le huitième jour de sep-

1. Copie de la fondation de la chapelle Saint-Pierre, *archives nationales*, sect. hist. L. 1015.

tembre ; elle fut enterrée dans le chapitre avec cette épitaphe : *Icy gist humble et religieuse dame Hélissant de Moucy, jadis prieure, 13 ans et 7 ans abbesse de ceans, qui trespassa l'an de Grâce 1294, au mois de Septembre le jour de la Notre-Dame. Priez pour l'ame de li, que Dieu mercy li fasse.*

Elle fut remplacée comme abbesse par Laure de Treiseikens.

1298. — Laure de Treiseikens abdiqua en 1298. Au mois d'avril de la même année, Egidia ou Gillette de Beaumont-au-Bois fut élue abbesse.

1301. — En l'an 1301, Marguerite de Beaumont, comtesse d'Aquilesche et de Montekain en Sicile, et cousine de l'abbesse actuelle, donna à l'abbaye de Saint-Antoine dix livres de revenu annuel sur la propriété d'Athies pour le repos de son âme et de celle de son mari, Jean de Montfort.

1304. — Gillette de Beaumont-au-Bois mourut en 1304, le deuxième jour de novembre, elle fut enterrée dans le chapitre avec cette inscription :

Isto sarcophago sunt ossa simul et imago
Nobilis Egidie, pulcra sit et facie
Prælata pia nobis fuit ipsa, Maria
Virgo det auxilia, ne sit in angaria.
Pastor et Antonius sit sibi propitius.
Anno milleno ter centeno quoque quarto
Cessit ab hoc mundo Novembre dieque secundo.

Gillette fut remplacée par Alix, Aaleps ou Œlipdis de la Roche, élue abbesse le samedi après la fête de Tous les Saints.

1306. — Le 28 octobre 1306, Alix de la Roche reçut la bénédiction solennelle de Guillaume, évêque de Paris, et lui prêta serment d'obéissance et de respect.

Nous publions *in extenso* le texte latin relatant cette bénédiction ; nous l'empruntons à l'*Historia Ecclesiæ Parisiensis* publiée en 1710 par Gérard Dubois (tome II, page 539).

« Anno MCCCVI. Aalipdis sancto Antonii Abbatissa à Guilelmo Parisiensi Episcopo benedictionem recepit ; cujus rei sunt litteræ in chartulariis Archiepiscopatus ; sunt que ejusmodi.

« Universis præsentes litteras inspecturis Guilelmus permissione Divinâ Parisiensis Ecclesiæ Minister licet indignus salutem in filio Virginis gloriosæ. Noverint cuncti, quod anno Domini MCCCVI, die

Apostolorum Simonis et Judæ cum apud sanctum Antonium prope Parisius ascendissemus causa benedicendi Nobilem ac Religiosam mulierem Aalipdim electam et confirmatam in Abbatissam monasterii dicti loci; eadem die dum Missarum solemnia celebrarentur, super altari more solito et servatis solemnitatibus, quæ in talibus servari consueverunt, dicta Religiosa ac Nobilis Aalipdis Abbatissa dicti locis promissionem fecit nobis, quæ sequitur, in hæc verba : Ego soror Aalipdis Abbatissa sancti Antonii juxta Parisius Cisterciensis Ordinis subjectionis reverentiam et obedientiam a sanctis Patribus constitutam secundum regulam sancti Benedicti tibi Domine Pater Guillelme Episcope Parisiensis tuisque successoribus canonice substituendis, et sanctæ sedi Parisiensi, salvo Ordine nostro, perpetuo me exhibituram promitto, et super hoc altare propria manu firmo; præsentibus ad hoc et nobis assistentibus, ea die reverendis in Christo Patribus Deodato Abbate de Latigniaco nostræ diœcesis, G. Abbate Tenassorensi diœcesis Lemovicensis, Guillelmo Benedicti Capicerio monasterii de Latigniaco prædicti, et aliis sociis Abbatum præmissorum, Guillelmo de Chanaco Legum professore Officialique nostro, Hugone Caltherii, Petro Casalis Auditore nostræ Parisiensis Curiæ, Fratre Galtero Ordinis sancti Victoris, Guillelmo Curato de Ygnaco sociis nostris, Roberto Magistro puerorum chori Ecclesiæ nostræ Parisiensis prædictæ, Guillelmo de Compendio Presbytero in Ecclesia memorata beneficiato, Fratre Joanne de sancto Ademaro et ejus sociis Ordinis sanctæ Crucis, Fratribus Jacobo de Chassis et Rogero de Parisius Cisterciensis Ordinis, Girardo Hugonis procuratore dictæ domus sancti Antonii, necnon Guillelmo Predoya, Stephano Boylea, Joanne Amici Burgensi Parisiensi; præsentibus etiam Magistris Gilebaudo et Petro dicto Harenc in curia laicali Advocatis, et Radulfo de Paciaco prolatoris Burg. Paris. Et quamplurimis aliis fide dignis. In cujus rei testimonium, sigillum nostrum præsentibus litteris duximus apponendum. Datum anno et die prædictis. »

1310. — Au mois de mai de l'année 1310, le mardi après la fête de Saint-Nicolas, cinquante-neuf Templiers furent brûlés vifs près du moulin Saint-Antoine, « tous attachez chacun à un pieu et le bois à l'entour d'eux depuis les pieds iusques à la teste (1) ».

1. Voyez *l'Histoire du roy Phelippe le Bel (de la condampnacion des Templiers)*, chap. LXV. M. H. Bonnardot a cité le passage en entier.

Laure de Treséikens, qui avait abdiqué en 1298, mourut le 24 juin 1310. Elle fut enterrée dans le chapître avec cette épitaphe : « *Icy gist dame Lore de Tre... jadis abesse de chete abbie, qui trespassa l'an de grace 1310 le jour de S.-Jean-Baptiste. Priez pour l'âme de li, que Dex bonne mercy li fasse, amen* ».

1315. — Louis X le Hutin donna en 1315 à l'abbaye de Saint-Antoine 13 livres 10 sols parisis de rente à prélever sur le péage du travers de Corbeil et d'Essone.

1316. — A cette date on trouve aux *Archives nationales* (sect. histor. L. 1015) une lettre d'indulgence par laquelle Guillaume, évêque de Paris accorde à Girard, bourgeois de Paris, et à ceux qui l'imiteraient, 30 jours d'indulgences pour avoir décoré à ses frais la chapelle de Notre-Dame, dans l'église de Saint-Antoine. Cette lettre est revêtue d'un sceau aux trois quarts brisé.

Alix de la Roche étant morte en 1316, la seconde fête après la Théophanie, fut enterrée sous l'arcade du cloître la plus proche de l'Église. Elle fut remplacée par Helissendis ou Héloïse II Allaire, parisienne, qui fut élue abbesse.

1322. — Le 26 mars 1322, Charles, comte de Valois, paya 16 livres parisis pour affranchir sa maison de Notre-Dame des Champs d'une rente annuelle de 30 sols parisis, constituée au profit de sœur Marie de Senlis, nonnain au couvent de Saint-Antoine (1).

1324. — Au mois de mai de l'année 1324, Marguerite Ire Petit, fille d'Henri Petit, bourgeois de Paris, et de Marie...... fut élue abbesse.

1331. — Petronille Ire de Condé, sœur de Pierre de Condé, archidiacre de Soissons, fut élue abbesse en 1331. Elle mourut le 15 décembre de l'année suivante et fut enterrée dans le chapître avec une épitaphe.

1332. — Une déclaration, datée de 1332, constate que l'Abbaye de Saint-Antoine possédait à Corbeil trente-deux sols parisis sur le revenu du roi (2).

Améline de Bourdon fut élue abbesse à la place de Pétronille Ire.

1338. — Le 17 mai 1338, Améline de Bourdon mourut et fut enter-

1. V. aux *Archives* (*Trésor des Chartes*, j. 165, n. 99), un acte de Héloïse II, abbesse de Saint-Antoine.

2. L'abbé Lebeuf. *Histoire du diocèse de Paris*, t. XI, p. 228.

rée à l'entrée du chapitre. Elle fut remplacée par Marguerite II d'Allemant, parisienne.

1356. — Aussitôt après la bataille de Poitiers, on commença autour de Paris de nouvelles fortifications : toutes les portes furent condamnées du côté où les anglais pouvaient venir ; des murs furent élevés et entourés de fossés remplis d'eau où il se trouvait du poisson en abondance. A la même époque, les paysans réduits à la dernière misère, ravagèrent les campagnes : ces troubles sont connus dans l'histoire sous le nom de *la Jacquerie*. « Les environs de Paris, dit Félibien (1), se trouvèrent en mesme temps exposez aux ravages des Navarrois et aux pillages des voleurs ; ce qui obligea les gens des villages voisins à se retirer dans la ville avec leurs familles. Les religieuses dont les monastères estoient à la campagne, se trouvèrent souvent si maltraitées, que plusieurs, pour éviter un plus grand danger, abandonnèrent leurs maisons et se refugièrent dans la ville. Ce fut le parti que prirent entr'autres les religieuses de Poissi, de Longchamp, de Maubuisson, de S. Antoine, et les Cordelières du faubourg Saint-Marceau ; et comme Paris se remplissoit ainsi de nouveaux hostes, les vivres y encherissoient de jour en jour. »

1358. — Le 8 juillet 1358 eut lieu près de l'abbaye Saint-Antoine, en un lieu dit le Moulin-à-Vent, une conférence entre le dauphin Charles (depuis Charles V) et Charles le Mauvais, roi de Navarre. Cette conférence aboutit à un traité de paix qui porte le nom de *Traité de l'abbaye de Saint-Antoine*. « Pour mettre fin aux réclamations toujours renaissantes du roi de Navarre, dit l'auteur d'Etienne Marcel (2) ; il fut convenu qu'il recevrait douze mille livres de rentes en terres et quatre-cent milleflorins à l'écu, dont dix mille sur le champ et le reste par annuités de cinquante mille, jusqu'à l'entier payement... Le roi de Navarre s'engageait, en retour, à s'unir au duc de Normandie et à le servir contre tous, excepté contre le roi de France. Par là, il abandonnait les Parisiens ; il fit plus encore : sans avoir pris l'avis d'aucun de leurs chefs, il promit qu'ils rentreraient dans l'obéissance et donneraient en deux fois, huit cent mille écus d'or (dix millions d'aujourd'hui), pour la rançon du roi, si le régent leur faisait rémission de toute peine corporelle. »

1. *Histoire de Paris*, tome 1, page 637.
2. *Histoire générale de Paris, Etienne Marcel* (1354-1358), par Perrens, 1874, page 273.

1359. — Marguerite II d'Allemant mourut en l'an 1359 la veille de la Saint-Michel (28 septembre). Elle fut enterrée dans l'église, là où sont les oratoires, d'après le nécrologe de l'abbaye et l'épitaphe de son tombeau. Droca ou Drocque de Chevrel ou de Bourgoigne fut élue abbesse à sa place.

1360. — Le 21 octobre 1360 mourut à l'abbaye de Saint-Antoine Jehanne, fille aînée de Charles, duc de Normandie et depuis roi de France sous le nom de Charles V; le 7 novembre suivant, sa sœur Bonne mourut au Palais. Elles furent enterrées toutes les deux dans l'église de l'abbaye Saint-Antoine.

1364. — « Le mercredi premier jour de mai (1), l'an mil trois cent soixante quatre dessusdit, le corps dudit roy Jehan qui avoit esté trespassé à Londres, comme dit est, fu apporté à Saint-Anthoine près de Paris, au soir, et y demoura le jeudi, le vendredi et le samedi ensuivant, pour appareillier et mettre à point le corps et les autres choses nécessaires pour l'obsèque. Et le dimanche, cinquiesme jour dudit moys de may après disner, fu ledit corps apporté de ladite abbaye de Saint-Anthoine en l'églyse de Nostre-Dame de Paris. »

1370. — « Le mardi, quart jour du moys de mars ensuivant mil trois cens soixante-dix dessus dit (2), mourut à Braye-Conte-Robert dame de bonne mémoire madame Jehanne d'Evreux, royne de France et de Navarre, qui avoit esté femme du roy Charles de France et de Navarre, qui estoit trespassé l'an mil trois cens vingt-sept. Et fu apportée à Saint-Anthoine, près de Paris, le samedi ensuivant huitiesme jour dudit moys. Et lendemain, jour de dimenche, fu apportée sur un lit à descouvert fors d'un delié cuevrechief, qu'elle avoit sur le visage, à Nostre-Dame-de-Paris, à heure de vespres. »

1372. — Droca de Chevrel fit don, en 1372, de la principale cloche de l'église ; son nom était gravé sur la cloche.

1373. — Il y eut au commencement de l'année 1373 de grandes inondations, « à Paris, aloit-l'en par bastiaux par la rue Saint-Denis oultre la porte, et de la porte Saint-Anthoine jusques à Saint-Anthoine (3). »

1. *Grandes chroniques de France*, publiées par Paulin Paris, tome VI, page 230.
2. *Grandes chroniques de France*, tome VI, p. 328.
3. *Grandes chroniques de France*, tome VI, p. 342.

1380. — Charles V étant mort au château de Beauté-sur-Marne le 16 septembre 1380 son corps fut porté à l'abbaye de Saint-Antoine où il resta huit jours en attendant l'arrivée des Ducs d'Anjou, de Berry et de Bourgogne, ses frères, et du duc de Bourbon, frère de la Reine. Le 24 septembre le corps fut transporté à Notre-Dame de Paris.

Le 28 août 1380 Droca de Chevrel contresigna différentes lettres.

1381. — Droca de Chevrel étant morte le 19 octobre 1381, fut enterrée dans le chapitre avec une épitaphe. Elle fut remplacée par Jehanne III du Pont, prieure depuis plusieurs années.

1384. — Le 20 juillet 1384 une déclaration du temporel de l'abbaye de Saint-Antoine fut fournie à la Chambre des Comptes. Il existe aux *Archives nationales* (sect. admin. S. 4357) une copie de cette déclaration datée du 12 avril 1745. Nous avons donné cette déclaration au chapitre III, page 35.

1396. — Après avoir gouverné l'abbaye pendant 15 ans, Jehanne III du Pont mourut le 16 septembre 1396 ; elle fut ensevelie là où sont les oratoires. Jacoba de Chanteprime, nièce de Marguerite II d'Allemant, fut élue abbesse le dimanche 1er octobre de la même année.

1400. — Jacoba de Chanteprime mourut le 6 janvier 1400 ; elle fut enterrée près de la sacristie. François de Chanteprime, frère de Jacoba et magistrat à la Chambre des Comptes, fonda avec sa femme Reginalde, un *obit* pour le repos de l'âme de sa sœur.

Marguerite III de Chanteprime, nièce de Jacoba, fut élue abbesse en remplacement de sa tante.

1402. — Une feuille détachée d'un registre d'audience et conservée aux *Archives Nationales* (sect. histor. L. 1015), nous prouve l'existence à Montreuil-sous-Bois près Paris, de la justice que l'abbaye Saint-Antoine possédait comme étant d'origine noble et de fondation royale. L'abbaye avait droit de haute moyenne et basse justice ; c'était une des seize justices féodales ecclésiastiques de Paris qui furent réunies au châtelet au mois de février 1674. L'affaire relatée sur le fragment du registre d'audience est la suivante : le mardi 25 avril 1402 les religieuses de Saint-Antoine, représentées par Maury du Pont, condamnent Guillaume Malbus et Guillaume Barau au sujet d'une vache et d'un veau qui ont été pris, et ordonnent que ces derniers seront vendus de la façon la plus profitable et que les fonds en seront gardés jusqu'à ce qu'il en soit autrement ordonné.

1417. — Marguerite III de Chanteprime, mourut le 8 avril 1417.

Elle fut enterrée près de sa tante, sous la même tombe, avec cette inscription : *Cy gist suer Marguerite de Chanteprime, nièce de la dite Jacqueline, jadis abbesse de cette église, qui trespassa l'an 1416, le jeudy absolu 8. jour d'Avril.* Pétronille II le Duc, dite la Duchesse, qui avait été auparavant sous-prieure et secrétaire, reçut la bénédiction en qualité d'abbesse le dimanche 2 mai 1417.

1419. — Pétronille II mourut le samedi avant le dimanche des palmes, 8 avril 1419. Elle fut inhumée près de la sacristie, sous une tombe, avec cette épitaphe : *Cy gist religieuse dame suer Perenelle la Duchesse en son vivant souprieure et secrétaire, et depuis abbesse de cette église, qui trespassa le samedi veille de Pâques fleuries 8e jour du mois d'Avril l'an de grâce 1418. Priez Dieu pour l'âme d'elle.*

Emerance de Calonne, issue d'une noble famille de l'Artois et parente de Marguerite d'Ognies, fut d'abord religieuse à Marquette en Flandres ; elle était abbesse de Port-Royal depuis onze ans lorsqu'elle fut élue abbesse de Saint-Antoine le 24 mai 1419.

1432. — Le 3 septembre 1432 Emerance de Calonne fut prise avec quelques religieuses de Saint-Antoine et jetée au Châtelet, comme suspecte d'avoir conspiré contre la ville de Paris, alors au pouvoir des Anglais. A cette époque le cardinal de Sainte-Croix, légat du pape, était venu à Paris pour ménager la paix entre le roi de France et le roi d'Angleterre. « Ces négociations, dit Félibien (1), n'empeschoient pas les Anglois de veiller avec attention sur la conduite de ceux qui leur estoient suspects à Paris. Ils descouvrirent que l'abbesse de St-Antoine et quelques-unes de ses religieuses se donnoient des mouvements pour favoriser le parti de Charles VII. L'abbesse fut tirée de son monastère, et mise en prison au chastelet, le 3 Septembre, pendant que Thomas Fassier maistre des requestes de l'hostel, Simon Morhier, prévost de Paris, et Jean Larcher son lieutenant criminel, poursuivoient au parlement le jugement qui devoit intervenir sur le contenu aux informations faites contre l'abbesse et ses religieuses. »

« En la fin d'Aoust (2) fut mise en prinson l'Abbesse de St-Antoine et aucunes de ses Nonnains que on disoit qu'ils avoient esté consentans de vouloir à la faveur du nepveu de ladite Abbesse, qui

1. *Histoire de Paris*, tome II, p. 818.
2. *Journal de Paris sous Charles VI et VII*, 1729, p. 152.

ce faisoit moult amy de la cité de Paris, trahir ladite ville de Paris par la Porte saint-Anthoine, et devoient premier tuer les Portiers, et après tout tuer sans rien espargner, comme il estoit après la prinse d'culx commune renommée. »

Emerance de Calonne fut relâchée au bout d'un certain temps, car nous la retrouvons abbesse de Saint-Antoine en 1437.

1437. — En 1437 l'abbesse et les religieuses de Saint-Antoine poursuivirent en justice un religieux de Saint-Antoine en Viennois qui avait contesté publiquement les droits de l'abbaye. Ce dernier demanda et obtint son pardon. Nous donnons d'après Félibien (1) la rétractation de ce religieux. Les principaux privilèges de l'abbaye y sont énoncés et nous y voyons, entre autres choses, le droit de porter ou faire porter les enseignes de potence, clochettes et pennonceaux, c'est-à-dire les emblèmes de haute justice, les attributs des crieurs et les écussons d'armoiries. « Frère André Barthélemy, natif du Puy en Auvergne, prestre, soy disant religieux de l'ordre de St-Antoine de Viennois, demeurant à présent en l'hospital de St-Antoine le petit dedans Paris (2), cy présent, cognoit et confesse que depuis six semaines en ça, luy meu de malvais co-

1. *Histoire de Paris*, t. V, p. 700.

2. L'hôpital Saint-Antoine le petit, autrement dit le petit Saint-Antoine, était un établissement hospitalier dirigé par des religieux qui s'étaient établis à Paris vers 1360. Charles V, pendant qu'il était dauphin, avait confisqué une propriété nommée le manoir de la Saussaye, sis rues Saint-Antoine et du roi de Sicile, et le 5 juillet 1368 il l'avait donné à des religieux de l'ordre de Saint-Antoine. Devenu roi, il confirma cette donation. Ces religieux dont l'ordre remonte à l'an 1095, étaient spécialement destinés à loger et soigner les pauvres affligés de cette maladie terrible qu'on nommait maladie des ardens, feu sacré, feu Saint-Antoine, feu d'enfer, etc... Cette maladie, sur laquelle nous avons peu de renseignements, devait être une sorte d'ergotisme gangréneux frappant un assez grand nombre de personnes à la fois, mais non contagieux cependant : il faut chercher sa cause dans la mauvaise qualité du grain dont se nourrissait la population au moyen-âge. Les parties gangrénées, chez les malades qui étaient atteints de cette maladie, se refroidissaient, noircissaient et se détachaient d'elles-mêmes. Les malades étaient souvent amputés des pieds et des mains pour tâcher d'obtenir une guérison. L'institution des religieux hospitaliers de Saint-Antoine avait un but utile et respectable, mais les religieux qui la composaient menaient au XIIIe siècle une vie scandaleuse dont Guiot de Provins retrace le tableau dans sa bible (vers 1943 jusqu'au vers 2030) : « Ce sont des trompeurs qui inventent

raige, contre vérité et toutes bonnes mœurs, en la présence de plusieurs bonnes gens dignes de foy, a proféré les paroles qui s'ensuivent : c'est à sçavoir, que les religieuses, abbesse et couvent de l'église monsieur Sainct-Antoine dès Champs lez Paris, n'estoient ny leur église fondées sous le nom dud glorieux S. Antoine, et en tant qu'elles s'en disoient fondées, elles abusoient le monde, ne avoient puissance de faire questes, recevoir rendus, porter ou faire porter les enseignes de potences, clochettes et pennonceaux, avoir et tenir pouleries, recevoir dons, oblations, charités et aumônes au nom dudit monsieur sainct-Antoine, et généralement de avoir les droits que ceux de sainct-Antoine de Viennois, et outre qu'avant qu'il fust un an il bouteroit le feu aux quatre cornes et au milieu d'icelle église sainct-Antoine des Champs, destruiroit de touts points les dictes religieuses, deût-il mourir en la peine. Pour celuy meû de contrition et repentance, recognoit les choses dessusdites avoir mal dit et contre vérité ; et sçait certainement et véritablement le contraire ; en ce requiert mercy et pardon auxdictes religieuses, en leur priant et requérant qu'elles luy veuillent pardonner ; car il connoist et est bien adcertené qu'elles puent faire loisiblement les choses dessusdictes, et aussy amples de ce faire, que ont ceux dudit St-Antoine de Viennois. Et en tant que lesdits de St-Antoine le petit les ont troublées et empeschées et tiennent en procez pour lesdits droits, ils ont tort et malvaise cause, comme luy semble. A laquelle requeste et misericorde icelles religieuses l'ont reçeu, et luy ont pardonné ou cas que justice en sera contente, et que les choses dessusdittes par luy ainsy confessées, il leur en passe

mille fourberies, pour tirer de l'argent du public : on les voit, montés sur un cheval qui porte une sonnette au cou, parcourir les villes, les châteaux, pour y faire des dupes : tout l'argent qu'ils tirent de la crédulité publique, ils l'emploient en gloutonnerie et en débauche.

> Chascun a sa fame ou sa mie
> Moult par demainnent noble vie ;
> Tout en va par gueule et par ventre,
> Li avoirs qu'à Saint-Antoine entre.

« Tout le pays est peuplé de leurs enfants ; leur cochon de Saint-Antoine leur vaudra cette année cinq mille marcs d'argent. » Sans doute ces religieux s'étaient fort amendés lorsque Charles V les établit à Paris.

bonnes lettres au chastelet de Paris et ailleurs où il appartiendra, et que par icelles lettres deffenses luy soient faictes à certaines et grosses peines, que d'ores en avant par luy ne par aucuns il ne procede ne die, ou face proceder ne dire de fait ou de paroles quelque chose qui soit ou puisse estre contre ne au prejudice desdictes religieuses, de leurdicte eglise, droicts, usages, franchises et libertez; et que il leur restituera les frais, mises et despens qu'elles ont faict en le poursuivant des choses susdictes. Ce fut faict et passé par ledict frère Andry, en ladicte eglise S. Antoine des Champs lez Paris, le Dimanche VI jour d'Avril, l'an M. CCCC. XXXVII, jour de Pasques Fleuris, en la présence de F. Geoffroy de Feuillans, religieux du dict S. Antoine le petit, et de revende et honeste dame madame Emerance de Calonne, abbesse, Hélienne la Catinaude, prieure, Marie Hagarde, secretaire, et autres religieuses d'icelle eglise, Noël Lambert, licencié en decret, Olivier de Doncart, escuyer, Jean de la Table, Destraud et le Cheron. »

1439. — Emérance de Calonne ayant mal gouverné l'abbaye, fut obligée d'abdiquer. M. H. Bonnardot nous apprend, sans indiquer la source où il a puisé ce renseignement, qu'une enquête fut ordonnée par l'abbé de Citeaux sur le gouvernement d'Emerance de Calonne. Cette dernière fut accusée d'avoir vendu des joyaux et une croix provenant de l'église et d'avoir causé par son incurie et sa négligence la désertion de cette abbaye où les bourgeois de Paris envoyaient d'ordinaire leurs filles en assez grand nombre : aussi ne renfermait-elle plus à cette époque que six religieuses, ne vivant que d'aumônes, au lieu de vingt-quatre qu'il y avait habituellement.

1440. — Emerance de Calonne mourut le 4 janvier 1440. Peu de temps après on élut abbesse, à sa place, Alienors de Courceriers, prieure de Lochereaux, dans le diocèse d'Angers, mais cette élection fut cassée non seulement parce qu'elle avait été faite sans la permission de l'abbé de Citeaux, mais surtout parce que Alienors était religieuse Bénédictine. On dût procéder à une seconde élection le 24 janvier 1440 : cette fois Marie Ire de Gouy, fille du chevalier de Gouy, seigneur de Putèaux, dans le Beauvaisis, et de Robine de Braquemont fut élue abbesse de Saint-Antoine et son élection fut confirmée par decret, le 3 août de la même année. Marie de Gouy avait été auparavant abbesse de Villiers, dans le diocèse de Sens.

1459. — Marie Ire de Gouy mourut le 2 février 1459 ainsi

que le constate l'épitaphe de sa tombe, qui se trouvait près de la porte d'entrée du chœur de l'église.

Jehanne IV Thibout, ou Thiboust, qui était auparavant intendante de l'abbaye, fut élue abbesse le 20 décembre 1489.

1465. — En 1465 eut lieu la *Ligue du Bien Public* formée contre Louis XI par les chefs des principales familles de France, les ducs de Berry, de Bourbon, de Bretagne, Charles le Téméraire comte de Charolais, etc.... M. H. Bonnardot a relevé dans « *l'histoire de Louis XI, Roi de France, et des choses mémorables avenues de son Règne, depuis l'an 1460 jusques à 1483, Autrement ditte la Chronique scandaleuse escrite par Jean de Troyes greffier de l'Hostel de Ville de Paris* » différents épisodes de cette guerre se rapportant à Saint-Antoine; les textes qu'il cite étant assez longs, nous nous contenterons de les analyser renvoyant le lecteur soit à l'histoire de Jean de Troyes, soit à l'ouvrage de M. Bonnardot.

Le mardi 30 juillet 1465 on noya dans la Seine, devant la tour de Billy, « un poure ayde à Maçon » qui avait consenti à porter de Paris à Etampes des lettres adressées à Odo de Bucy par sa femme résidant à Paris. Odo de Bucy était à Etampes avec les Princes et Seigneurs contre le Roi. Sa femme ayant reçu l'ordre de quitter Paris, se réfugia à Saint-Antoine, où elle resta jusqu'à la paix.

Le jeudi 22 août un Breton, archer du corps de M. de Berry, fut tué par un archer de la compagnie de M. d'Eu d'un coup de lance « qui le traversa tout outre le corps ». On prit son cheval et ses habits et le corps fut laissé mort en chemise. Un hérault étant venu chercher le corps, le « fist porter à S. Antoine des champs hors Paris, où illec fut inhumé et son service fait ».

Tout le mois de septembre se passa en escarmouches aux portes de Paris et notamment aux environs de l'abbaye de Saint-Antoine dans les vignes. Le vendredi 27 septembre les ambassadeurs des deux partis se réunirent à Saint-Antoine pour discuter les préliminaires de la paix ; ils dinèrent ensemble à l'abbaye et le lendemain ils se réunirent de nouveau ; mais ces deux réunions n'eurent pas de résultat immédiat. Ce ne fut que le mardi 1er octobre que « fut criée la trève à tousiours entre le Roy et lesdits Princes, et le lendemain M. de sainct Pol vint à Paris et disna ce jour avec le Roy, et ala en la salle dudit Paris, et là à la table de marbre fut créé Connestable de France, et fist le serment en tel cas accoustumé de faire. » Le même jour on cria dans Paris de par le Roy l'ordre de porter des vivres aux Bourguignons et aux Bretons qui étaient devant l'abbaye de Saint-Antoine. Les vivres furent bien accueillis, « car lesdits de l'ost estoient tant affamez, les jouës velües et si pendans de maleureté qu'ils avoient longuement enduré que plus n'en pourvoient, et la pluspart estoient sans chausses et soulliers, plains de poulx et d'ordure. Et entre autres vinrent et arrivèrent ausdits vivres, plusieurs Lifrelofres, Calabriens et Suisses, qui avaient telle rage de faim aux dents, qu'ils prenoient fromages sans peler, et mordoient à mesmes, et puis beuvoient de grans et merveilleux traits en beaux pots de terre. Et Dieu scet en quelles nopces ils estoient, mais ils ne leur estoient pas franches, pour ce qu'ils payerent bien leur escot. »

Le 3 septembre 1465 une trêve avait été conclue entre les deux partis, mais les Princes la violèrent presque aussitôt. Pour perpétuer le souvenir de cette trahison, Louis XI fit élever, derrière Saint-Antoine, une croix et une pierre dont l'inscription rappelait la violation de la trêve ; cette croix et cette pierre sont placées au premier plan du dessin de 1481 représentant l'abbaye. Ces deux monuments élevés en 1466 ne furent probablement payés que longtemps après, en 1479, car un compte du domaine de Paris de cette année, cité par Sauval, porte (f° 378), qu'en cette année 1479 on paya : « A Jehan Chevrin, maçon, pour avoir assis, par l'ordonnance du Roi, une Croix et Epitaphe près de la Grange du Roi, au lieu où l'on appelle le fossé des trahisons, derrière Saint-Antoine des Champs. » Cette croix fut brisée et les morceaux en furent retrouvés en 1562, par un maître-maçon de Paris. Du Breul raconte ainsi cette découverte (1) : « L'an 1562, entre les ruines d'une Croix, qui anciennement avoit esté érigée à la croisée du chemin tendant de Paris à Charenton, au carrefour de Reully, au derrière des murs de l'Abbaye sainct-Antoine des Champs, fut le Maistre des œuvres de Massonneries de l'hostel de la ville de Paris, trouvé une pierre en forme de tableau, portant portion de la verge d'icelle Croix : auquel estoient escrits ces mots. L'an M.CCCC.LXV, fut ici tenu le landict des trahisons, et fut par unes tresves, qui furent données : maudit soit-il qui en fut cause. Lequel tableau est encores à présent dans les magazins de l'Hostel de ville. »

Le journal parisien de Jean Maupoint, prieur de sainte-Catherine-

1. *Le théâtre des antiquitez de Paris*, 1639, page 1025.

de-la-couture, publié en 1877 par Mr Fagniez dans les *Mémoires de la société de l'histoire de Paris*, parle en ces termes de la pierre plate qu'on avait dressée en même temps que la croix (page 102) : « Le vendredi, XIIIe jour du dit mois de juing oudit an mil IIIIc LXVI, fut assize une plate pierre de taille sur la douve d'ung fossé qui vient de l'ostel et monastère aux dames de l'église monseigneur Sainct-Anthoinne-des-Champs et tire en la rivière de Seine, par le travers duquel fossé est une planchette par laquelle on passe pour aler de Paris à Sainct-Mor par derrière ledit hostel et monastère de sainct-Anthoinne-des-Champs. Et laquelle platte pierre fut assize assez près de ladite planchette, et en laquelle platte pierre estoit engravé et très bien escript en grosse lettre ce qui s'ensuit : « l'an mil CCCC soixante cinq ou mois de septembre, fut cy tenu le lendit des traïsons et fut par une trêve que on print. Mauldit soit il qui en fut cause! » Qui planta ladite pierre on ne scet, le roy lors estant à Orléans comme on disoit et environ Chartres. »

1473. — Sauval nous apprend (1) que « en 1473, Emeri Rousseau, après avoir tué Valleret, et s'étant sauvé dans Saint-Antoine-des-Champs, fit appeler à la Cour les Sergens qui l'avoient pris-là. Mais bien loin d'obtenir ce qu'il espéroit, on lui fit son procès et il fut condamné à mort. » L'inviolabilité de l'abbaye, qui avait été reconnue en 1465 pour la femme d'Odo de Bucy, n'était pas toujours respectée : Emerance de Calonne en 1432 et Emeri Rousseau en 1473 nous en offrent deux exemples frappants.

1497. — Jehanne IV Thibout mourut le 1er Décembre 1497. Elle avait vécu 39 ans ainsi que nous l'apprend son épitaphe placée devant l'autel de Saint-Fiacre, prés de la porte qui donne accès dans le chœur. Elle fut remplacée par Martine Baillet, ancienne prieure de l'abbaye, et fille de Jehan, seigneur de Seaux, maître des requêtes à la cour et de Nicole de Fresne ; l'un de ses frères, Jehan, fut évêque d'Auxerre ; un autre, Theobald, fut président au Parlement de Paris ; sa sœur Marie fut prieure de Poissy.

1502. — Martine Baillet mourut le 7 juin 1502 ; elle fut enterrée près de la porte du chœur, mais en dehors de celui-ci, là où sont les oratoires, avec une épitaphe rappelant qu'elle avait gouverné l'abbaye pendant quatre ans et demi. Elle fut remplacée à la tête de l'abbaye par Isabelle Simon, qui était auparavant prieure.

1. *Histoire des antiquités de Paris*, tome I, p. 503.

1525. — Après avoir dirigé l'abbaye pendant 23 ans Isabelle Simon mourut le 2 juin ou le 2 janvier 1525. On l'enterra dans l'aile des bâtiments dite *des oratoires*, du côté du cloître, sous une tombe, avec une épitaphe. Comme abbesse on élut à sa place Jehanne V, de Longuejoue, parisienne, nièce de Martine l'abbesse précédente ; elle était en effet la fille de Jehan, seigneur d'Iverny, magistrat au Parlement de Paris et de Geneviève Baillet, sœur de Martine ; elle eut pour frère Mathœus, maître des requêtes, qui devint évêque de Soissons après la mort de sa femme. Jehanne V avait été prieure avant d'être élue abbesse.

1531. — « L'an 1531. le vendredy 29. jour de Septembre (1) trespassa de ce siècle, au village de Gretz prez S. Mathurin-de-Larchant, très-haulte, très excellente et magnanime princesse feue madame Loyse de Savoye, mère du roy, conservatrice du royaume, et restauratrice de la paix, en son vivant duchesse d'Angoulesme, d'Anjou, de Bourbonnois et d'Auvergne ; laquelle tost apres fut apportée en l'église et abbaye de S. Mor des Fossez ». Aussitôt François Ier écrivit, de Chantilly où il était, aux prévôts des marchands, échevins et conseillers de la ville de Paris pour que les funérailles de sa mère fussent faites le plus honorablement que faire se pourrait et suivant l'ordre et forme tenus aux obsèques de sa femme la reine Claude. « Et le lundy seiziesme jour desdicts mois et an (octobre 1531) heure de midy se trouva mondict seigneur le gouverneur de Paris en l'hostel de ladicte ville, les P. des M. E. greffier, procureur et receveur d'icelle ville, tous vestus des robbes de deuil, aucuns conseillers, quarteniers et bourgeois et les sergens d'icelle ville, les arbalestriers, archers et hacquebusiers de ladicte ville, ayans leurs hocquetons d'orfaverie, les bas desd. hocquetons et les haults des manches de drap noir, et bonnets en deuil, tous à cheval, suivant ce qui leur avoit esté mandé faire par mesdicts seigneurs. Duquel hostel de ville ils partirent tous à cheval ; c'est assavoir lesdicts arbalestriers archers et hacquebusiers devant. Après les sergens de ladicte ville. Mesdicts seigneurs les gouverneur, P. des M. E. greffier, procureur et receveur deux à deux. Aucuns desdicts conseillers, quarteniers et bourgeois vestus de leurs habits noirs. Et sont allez oudict ordre par la rue sainct Anthoine, au-devant du corps et convoy de madicte dame jus-

1. Félibien, *Histoire de Paris*, t. V, p. 337.

ques à la vallée de Fescamp ; ouquel lieu ils ont attendu ledict corps, lequel cedict jour a esté apporté de l'église et abbaye S. Mor-des-Fossez, où il avoit auparavant reposé, en l'église S. Anthoine-des-Champs ; jusques auquel lieu mesdicts seigneurs l'ont conduict en l'ordre que dessus ; en laquelle église il a reposé la nuit.

« Et le lendemain Mardy dix-septiesme dudict mois une heure après midy partirent mesdicts seigneurs dudict hostel de ville, accompagnés d'aucuns desdicts conseillers, quarteniers et bourgeois de ladicte ville, tous à cheval ; au-devant d'eux et à pied, les menus officiers de ladicte ville de chacune communaulté : c'est assavoir les jurez vendeurs de vins, douze ; etc..... Aprez, les hacquebutiers et arbalestriers de ladicte ville, vestus et habillez comme le jour précédent, aussi à pied, chacun un baston noir en la main. Et sont allez jusques en l'église S. Anthoine-des-Champs, pour donner de l'eauë béniste sur le corps de madicte feue dame. Ce faict, sont mesdicts seigneurs de ladicte ville, accompagnez comme dessus, retournez à la porte S. Anthoine, où ils sont descendus attendans l'arrivée du corps de ladicte dame ; et illec lesdicts arbalestriers, archers et hacquebutiers de ladicte ville, ont prins les torches d'icelle ville, aux armoiries d'icelle, jusques au nombre de huict-vingts seullement pour cedict jour, et icelles portées deux à deux marchans en ordre des costez dextre et senestre des rues.

« Et ledict corps arrivé à la dicte porte S. Anthoine ont mesdicts seigneurs les P. des M. E. et greffier prins le ciel de ladicte dame, ouquel y avoit six bastons, etc...

« Et sont allez oudict ordre jusques en l'église N.-D. de Paris, ouquel lieu le corps arrivé ont esté dictes vigilles des morts. »

1538. — Des incidents scandaleux s'étant produits à l'Abbaye de Saint-Antoine sous le gouvernement de Jehanne V, la réforme de l'Abbaye fut ordonnée par le Parlement le 13 avril 1538, et confiée aux soins de l'abbé de Chaalis et du coadjuteur de Grand-Pré, proviseur du collège de Saint-Bernard à Paris. Nous reproduisons d'après Félibien (1) l'arrêt du Parlement : « Du XIII avril. Ce jour sont venus en la cour l'abbé de Chaalis et le coadjuteur du Grand-Pré en Lorraine, proviseur du collège de S. Bernard ; auquel abbé de

1. *Histoire de Paris*, t. IV, p. 604.

Châalis pour ce mandé ladicte cour après avoir faict certaines remonstrances de la suspicion de difformation qui est au monastère sainct-Antoine des Champs lez Paris, duquel ledict abbé est supérieur, icelle cour a enjoinct soy transporter Lundy prochain, avec le dict proviseur et quelques autres notables personnages de religion, audict monastère S. Antoine, iceluy visiter, s'enquérir et reformer la difformation, et faire statuts tels qu'il verra estre nécessaires pour le bien et entretenement de la réformation. »

1540. — Charles-Quint, roi d'Espagne, et empereur d'Allemagne, traversa la France au mois de janvier 1540 pour se rendre dans les Pays-Bas. François Ier lui fit, à son passage à Paris qui eut lieu le jeudi 1er janvier 1540, une réception magnifique qui est relatée dans Félibien (1) : « Ce jourd'huy s'est assemblée la court au palais environ midy, pour aller au-devant de l'empereur Charles V, lequel passoit en ce royaume pour aller en ses pays-bas ; et avoit le roy commandé luy estre faict entrée en cette ville de Paris tout et ainsy que à sa propre personne, et le semblable avoit esté faict par touttes les villes de l'obéissance dud seigneur estans sur le chemin qu'avoit tenu led empereur. Estoit plus de deux heures après midy quand messieurs sont partis dudict pallais les derniers de tous ceux qui alloient au-devant dudict empereur. Estoient vestus et sont allés à cheval en l'ordre accoustumé : c'est assavoir...... En cest ordre est allée ladicte court depuis ledict pallais, passant sur le pont Nostre-Dame, jusques à S. Anthoine des Champs lez Paris, auquel lieu avoit esté dressé un corps d'hostel, où estoit une grande salle tapissée de drap d'or et d'argent, en laquelle estoit ledict empereur, vestu de drap noir pour le dueil de l'impératrice, n'aguères décédée, et portoit son petit ordre de la toison ; estoit accompagné de messieurs le dauphin et duc d'Orleans, enfans du roy, des ducs de Vendosme, de Guise, de Nevers, d'Albe, conestable et chancellier de France et plusieurs autres grands seigneurs, tant de la suite et maison dudict empereur, que de celle du roy. Et là sont descendus mesdicts seigneurs les présidents, aucuns des plus anciens conseillers, le premier huissier et moy ; le reste de ladicte cour est demourée à cheval. Et sont ceux qui estoient descendus, montez en ladicte salle où estoit ledict empereur. Et après la révérence à luy faicte, M. le premier président a proposé

1. *Histoire de Paris*, t. IV, p. 699 et suiv.

élégamment à l'honneur de sa majesté, loüant l'union, amitié et paix d'entre le roy et luy, dont deppendoit le repos, bien et accroissement universel de la Chrestienté à la confusion des infidèles ; et ne usa pour son propos d'autres exemples ou auctorités que de l'Escripture saincte. Pour sa conclusion luy dict que ladicte court de parlement qui estoit la justice souveraine du roy, par commandement dudict seigneur luy venoit au-devant faire la révérence et offrir service, le suppliant très humblement l'avoir en sa bonne grâce. Et combien que ledict empereur eust avec luy le seigneur de Granvelle son garde de scels, et le chancellier de France qui s'estoit offert de faire le debvoir de son office comme à la personne du roy, qui lui avoit commandé ainsi le faire, il voulut respondre par sa bouche, et dict au premier président, qu'il désiroit que les vertus qu'il luy avoit attribuées fussent en luy ; le zèle et conservation de la paix avec le roy ne luy faudroit ; qu'il avoit grand plaisir de voir sy belle compagnie de gens de justice, la mercioit de ce qu'elle avoit faict pour luy, et s'offroit à faire plaisir à tous ceux d'icelle. Ce faict en tel ordre que ladicte cour est venue s'en est retournée ; et estant dedans ladicte ville chacun s'en est retourné selon son opportunité ; car la presse et multitude estoit la plus grande qui ait esté veue audict Paris de mémoire d'homme, non-seulement par ladicte ville, mais parmy les champs, depuis ledict S. Anthoine-des-Champs jusques à la porte de ladicte ville, par laquelle ledict empereur entra tost après. »

Une autre relation de l'entrée de Charles-Quint se trouve dans Félibien (1) ; c'est la réception par l'empereur, à l'Abbaye de Saint-Antoine, du prévôt des marchands de Thou, et des échevins, qui venaient lui apporter les clefs de la ville.

A l'arrivée et au départ de l'empereur, « furent tirez plus de trois cens coups d'artillerie, qui estoit assize tant sur le chasteau de la Bastille que sur les murs de ladicte ville de cousté et d'autre, qui faisoit bon ouyr aux champs à cause du retentissement (2). »

1542. — Jehanne V de Longuejoue mourut le 21 juin 1542 ; elle fût enterrée dans l'aile des bâtiments dite *des oratoires*, avec une épitaphe. On élut abbesse à sa place, Marguerite IV de Vaudetar, de

1. *Histoire de Paris*, t. V, p. 354 et suiv.
2. *Cronique du roy Francoys premier de ce nom*, publiée par Georges Guiffrey en 1860, p. 291 et suiv.

la famille des seigneurs de Persan ; elle avait rempli dans l'abbaye les fonctions de trésorière et de cellerière.

1544. — « L'abbaye de S. Antoine-des-Champs relaschée dans l'observance régulière attira aussi l'attention du procureur général, qui à la requeste de son substitut au Chastelet, fit informer par un des commissaires de ce siége des désordres du monastère. Sur le rapport qu'il fit à la cour du résultat des informations, il fut ordonné le 26 aoust, que l'abbé de Fromont ou son vicaire, appelez avec eux un religieux de l'ordre de Cisteaux, et les prieurs des Célestins, des Chartreux et de Saint-Martin-des-Champs, se transporteroient à l'abbaye de S. Antoine pour en faire la visite, s'informer des fautes commises contre l'observance, et ordonner tout ce qu'ils estimeroient nécessaire pour restablir la discipline monastique dans cette maison. » Félibien dans ses pièces justificatives (tome IV, page 708), cite l'arrêt du Parlement ; cet arrêt, après avoir exposé ce que nous venons de dire, énonce les peines dont les religieuses seraient passibles si elles se refusaient à l'établissement de la réforme : « et à ce faire, et impartissant par ledict commissaire d'icelle court l'aide du bras seculier, s'il est de besoin et requis en est, seront lesdictes abbesse, relligieuses et autres personnes qui pour ce seront à contraindre, par toutes voyes et manières deuës et raisonnables, mesme par prinse et détention des personnes, quant aux relligieuses desquelles la translation seroit ordonnée par lesdicts pères reffortcurs, le tout non-obstants, etc. ».

1547. — En 1547 la réforme de l'abbaye ordonnée par arrêt du parlement du 26 août 1544, n'était pas encore opérée, et le scandale continuait. Le parlement s'émut une seconde fois de cet état de choses et menaça les abbés de Clairvaux et de Fromont de saisir leur temporel s'ils n'opéraient point la réforme de l'abbaye de Saint-Antoine. « Du Lundy V jour de septembre, dit Félibien (t. IV, p. 733), la cour deuëment advertie du grand scandalle et désordre commis par cy-devant et qui se commet journellement en l'abbaye de S. Anthoine-des-Champs, et que les abbez de Clervaux et de Fromont ont esté commis par ladicte cour reformer ladicte abbaye, ce qu'ils n'ont encore faict et sy sur ce le procureur général du roy ; A ordonné que commandement sera faict auxdicts abbez de Clervaux et de Fromont de venir en cette ville de Paris dedans quinzaine, pour procéder à ladicte réformation suivant l'arrest d'icelle, et ce sur peine de saisissement de leur temporel.

« L'abbé de Clairvaux dit qu'il n'estoit pas supérieur de S. Antoine; que c'estoit l'abbé de Cisteaux dont l'abbé de Fromont estoit vicaire. Par arrest du 22 septembre 1547, il lui fut ordonné de vacquer à ladicte réformation avec l'abbé de Fromont.

« Et la chambre des vacations ordonna par arrest du 23 Octobre, que les règlemens par eux faicts seroient observez. »

1548. — Le 21 août 1548 une déclaration du temporel appartenant aux Religieuses, Abbesse et Couvan de Sainct-Anthoine des Champs lez Paris en la Prevosté et la Vicomté de Paris fut présentée par Maistre Blaise Foret procureur et receveur des religieuses (*Archives nationales*, sect. admin. S. 4357). Cette déclaration nous apprend que les religieuses faisaient cultiver elles-mêmes les terres et vignes situées près de l'abbaye « pour leur vie et entretiennement. »

1572. — Marguerite IV de Vaudetar mourut, après avoir gouverné l'abbaye pendant 30 ans, le dimanche dernier jour d'août 1572; elle fut enterrée dans le chœur, près de la grille, avec une épitaphe. Ce fut la dernière abbesse élue; à partir de cette époque les abbesses de Saint-Antoine furent nommées par décret royal et les religieuses de Saint-Antoine n'eurent plus le droit d'élire elles-mêmes leur abbesse.

Anne de Thou fut nommée abbesse à la place de Marguerite IV; elle était fille d'Auguste de Bonœil, président à mortier au Parlement de Paris, et de Claudine de Marle et sœur de Christophe, président au même Parlement et de Nicolas, évêque de Chartres.

1573. — Sigismond Auguste, dernier roi de la race des Jagellons étant mort le 7 juillet 1572, la couronne de Pologne fut offerte au duc d'Anjou, frère de Charles IX; à la nouvelle de son élection au trône de Pologne, le duc d'Anjou quitta le siège de La Rochelle et vint à Paris pour recevoir les onze ambassadeurs polonais envoyés vers lui. Ces derniers firent leur entrée solennelle dans Paris par la porte Saint-Martin le 19 août 1573; le 13 septembre eut lieu avec beaucoup de solennité, dans la grande salle du Palais, la lecture publique du décret de l'élection du roi de Pologne. Le jour suivant le nouveau roi de Pologne fit son entrée solennelle dans Paris; la même pompe et les mêmes cérémonies furent déployées que lors de l'entrée du roi de France en 1571. « Le Lundy XIV jour dudict mois de Septembre oudict an (1) mesdicts sieurs les P. des M. E. pro-

1. Félibien. *Histoire de Paris*, t. V, p. 429 et suiv.

cureur, greffier, receveur, conseillers, quarteniers, bourgeois et tous les estats de ladicte ville, chacun en son rang et ordre, partirent de l'hostel de ladicte ville environ unze heures du matin, et allèrent à cheval à S. Anthoine des Champs environ l'heure d'entre deux et trois heures aprez midy, marchans, à sçavoir ledict sieur prevost seul, etc....

« Auquel lieu de S. Antoine des Champs ils trouvèrent ledict roy de Polongne, lequel y avoit disné en une grande salle de bois que ladicte ville y avoit faict faire et preparer audict lieu de S. Anthoine des Champs aux despens d'icelle ville, ayant douze toises de long dans œuvre, sur quatre toises de large aussi dans œuvre, et de quatre toises de hault ou environ, à prendre depuis le dessoubs des sablieres de platte-forme par terre, jusques au-dessus des sablieres d'entablement, en laquelle l'on montoit et descendoit par escalliers, le tout de bois. Et estoit ladicte salle toute fermée de verre, et enrichie de tapisserie d'or et de soye, tapis de drap d'or, lierre et aultres ornemens exquis, avec plusieurs inscriptions faictes à la louange de leur majestez et devises.

« En laquelle salle ledict roy de Polongne estoit accompagné de monsieur le duc, du roy de Navarre, prince de Condé, monsieur de Montpensier, prince daulphin, duc de Guise, du Maine, d'Aumalle marquis d'Elbœuf, grand escuyer portant l'épée royale du roy de France, messieurs de Lanssac et de Chavigny cappitaines de deux cents gentilshommes de la maison du roy et plusieurs autres seigneurs, les ambassadeurs du pape, du roy d'Espagne, d'Escosse et de Venise ; estant ledict roy assis dans une chaise, et des deux costez lesdicts sieurs duc d'Alençon son frère et roy de Navarre, et derriere la chaise M. de Birague, chancellier de France, et M. Hurault sieur de Chiverny, chancellier dudict sieur roy de Polongne.

« Auquel sieur roy de Polongne se présentèrent premièrement le recteur et supposts de l'université, lequel recteur feit une harangue et congratulation audict sieur roy. Puis M. le président le Charron P. des M. et E. de la ville de Paris, assisté desdicts sieurs eschevins, procureur, greffier et receveur, conseillers de ladicte ville, quarteniers, bourgeois et de tous les estacts de ladicte ville ; lequel sieur prevost salua aussi ledict roy de Polongne, et luy fist la harangue et congratulation au nom commung de tous lesdicts estats de la ville. Aprez monsieur Seguier, lieutenant civil, le capitaine des enfans de

Paris, puis la court des generaulx des monnoyes, la cour des aydes, la chambre des comptes et la cour de parlement. A toutes les harangues desquels led. roy de Polongne fist luy-mesme response fort à propos sur chacun poinct qu'ils avoient touché. »

Le roi de Pologne monta ensuite à cheval et traversa, au bruit des acclamations, toute la ville, décorée d'arcs de triomphe, de statues, de peintures et d'inscriptions à sa louange.

1574. — Le roi Charles IX mourut au château de Vincennes, le Dimanche 30 mai 1574, à l'âge de vingt-cinq ans et après avoir gouverné quatorze ans. Après les quarante jours du dépôt, le corps du roi fut porté de Vincennes à l'abbaye de Saint-Antoine, le 10 juillet, de là à Notre-Dame et enfin à Saint-Denis. « Du Mercredy VII juillet (1). Les XXIV crieurs de corps et de vins de cette ville de Paris, vestus de robbes et chaperons de deuil, ayant au-devant et derrière les armoiries du roy avec le grand ordre, estans au parquet des huissiers, et les grand chambre et tournelle assemblées, eux faict retirer en la grand'chambre au long de la muraille du costé de la grand salle, l'un d'eux a dict ces mots (après que tous ont sonné par deux fois leurs clochettes) *Nobles et devostes personnes, priez Dieu pour l'ame de très-hault, très-puissant, très-vertueux et magnanime prince Charles par la grace de Dieu roy de France très-Chrestien IX de ce nom* (et a répété ces mots, et après adjousté) *en son vivant prince belliqueux, victorieux et zélateur de piété et de justice; duquel le corps sera transporté Samedy prochain du bois de Vincennes en l'église de Paris, et Dimanche lendemain à S. Denis, pour y estre inhumé Lundy ensuivant. Priez Dieu qu'il en ait l'âme.* Et après sont partis et faict semblable cry en la grand salle sur le degré de la table de marbre.

« Du Dimanche XI juillet. La cour est partie à cheval en l'ordre accoustumé pour aller au convoy et obsèques du feu roy Charles IX. décédé au chasteau de Vincennes le jour de Pentecoste XXX. May dernier passé..... La cour alla jusqu'à l'abbaye de S. Antoine des Champs, où le jour precédent on avoit apporté le corps et l'effigie du feu roy. Le corps estoit séparé de l'effigie, laquelle estoit dans une petite chapelle sur le grand chemin. » Dans le cortège se trouvaient neuf archevêques ou évêques, ceux de Bourges, Narbonne, Digne, Avranches, Meaux, etc.... enchapés de noir et mitrés les uns de satin

1. Félibien. *Histoire de Paris*, t. V, p. 1 et suiv.

et les autres de damas blanc; deux d'entre eux étaient vêtus comme ceux qui conduisaient les ambassadeurs, sans chappe et un grand chapeau plat sur la tête. Vers la fin du cortège étaient monsieur frère du roi duc d'Alençon, le roi de Navarre, le marquis de Conty, Charles monsieur de Bourbon frère de monsieur le prince de Condé, et le duc de Longueville faisans le grand deuil, chaperon en tête, et montés sur de petites mules. Une relation contemporaine intitulée « *Le trespas et obseques de Tres chrestien Roy de France Charles neufiesme de ce nom* » citée par M. H. Bonnardot et donnant le détail du cérémonial, nous apprend quelle était la place assignée aux médecins et chirurgiens; ils étaient placés vers le milieu du cortège, les chirurgiens entre les vallets de garderobbe et les vallets de chambre, et les médecins entre les vallets de chambre et les huissiers de salle. Un service fut dit le samedi soir dans l'Eglise de l'abbaye de Saint-Antoine toute tendue de drap noir avec bordure de velours orné d'armoiries. Le dimanche matin, après la messe, les portes de l'Eglise furent fermées pour mettre l'effigie du roi sur un chariot; lorsque ce fut fait on porta cette effigie à l'entrée de l'Eglise de S. Antoine. Avant la levée du corps tous les assistants vinrent donner de l'eau bénite au corps et à l'effigie de Charles IX, puis le cortège se mit en marche pour Notre-Dame.

1587. — Le roi Henri III donna aux religieuses de Saint-Antoine, dans la forêt de Bondy « quatre arpens de bois pour leur chaufage durant neuf ans (1) ». Ce don fut probablement fait en souvenir d'une conspiration ourdie par les ligneurs et qui avait pour but de s'emparer de la personne du roi à son retour du château de Vincennes et de l'enfermer dans une petite tour située près du clocher de l'église de Saint-Antoine.

1590. — L'année 1590 fut marquée par de nombreux troubles dans le faubourg Saint-Antoine. La Sorbonne, sur le conseil du légat et de l'ambassadeur d'Espagne, rendit le 7 mai 1590 un décret où il était dit que « Henri de Bourbon estant hérétique, fauteur d'hérétiques, relaps, et nommément excommunié, ne pouvoit estre reconnu pour roy ». Le soir même l'armée royale s'empara de tous les faubourgs de Paris et mit le feu à tous les moulins à vent.

Henri IV, au moment du siège de Paris, avait fortifié l'abbaye de

1. *Histoire du diocèse de Paris*, par l'abbé Lebeuf, t. VI, p. 109.

Saint-Antoine, mais vers la fin du mois de mai le chevalier d'Aumale réussit à déloger les soldats du roi de l'abbaye ; tout fut saccagé et pillé, même les Chappes, Calices, Reliquaires et autres choses saintes.

Au mois de juillet le chevalier d'Aumale étant sorti de Paris s'empara des barricades que les troupes royales avaient dressées près de l'abbaye. Il ne put cependant pas obliger les troupes d'Henri IV à se retirer et le blocus de Paris continua. Les Parisiens espéraient toujours voir arriver le duc de Mayenne à leur secours ; ce dernier n'arrivant point et la famine grandissant de jour en jour, ils députèrent vers Henri IV le cardinal de Gondy, l'archevêque de Lyon, le curé de Saint-Séverin et quelques autres membres de la Ligue pour le prier de leur accorder la paix. L'entrevue eut lieu le 6 août à Saint-Antoine où le roi de Navarre était venu dîner ; elle n'eut aucun résultat, Henri IV ayant refusé d'embrasser la foi catholique.

1593. — Le 27 mai 1593, le jour de l'Ascension, Anne de Thou, abbesse de Saint-Antoine, mourut à l'âge de soixante-six ans. Elle fut enterrée dans le chœur avec une épitaphe, près de sa nièce Jacoba de Thou, ancienne abbesse de Malenoue. Jeanne VI Camus de Pontcarré (simplement appelée Camus dans un acte authentique du 17 février 1596) fut nommée abbesse à sa place.

1596. — Jeanne VI Camus mourut le 23 mai 1596, jour de l'Ascension, à l'âge de vingt-six ans. Elle fut enterrée avec une épitaphe auprès de Marguerite de Vaudetar. Magdeleine Ire Brulart, fille de Denis, baron de la Borde, président au Parlement de Dijon, et de Magdeleine Hennequin, et sœur de Nicolas, président au même Parlement, s'arrogea le titre d'abbesse de Saint-Antoine qui revenait de droit à sa cousine Isabelle, de la famille des Brulart ; elle ne gouverna l'abbaye que pendant une année environ, car elle fut nommée en 1597 abbesse de Malaize, dans le diocèse de Chalon-sur-Saône. Isabelle Brulart fut pourvue d'une autre abbaye après avoir abandonné à sa cousine le titre d'abbesse de Saint-Antoine.

1597. — Magdeleine Brulart ayant été nommée abbesse de Malaize Jeanne VII du Puy, de la famille des seigneurs de Vatan, ancienne religieuse de l'ordre saint Dominique de Poissy, la remplaça à Saint-Antoine en vertu d'un brevet de nomination accordé par le roi.

1598. — Les titres de propriété de l'abbaye avaient disparu en 1590 lors du pillage. Henri IV, par des lettres-patentes du 27 janvier

1598, reconnut les droits de l'abbaye de Saint-Antoine et dispensa les religieuses de représenter les titres « étant tout notoire que durant les derniers troubles la Maison desdites Abbesse et Religieuses a esté pillée et ravagée par diverses fois, tant par le Chevalier d'Aumale, qu'autres gens de guerre, qui ont tenu garnison en leurdite Maison, et toutes leurs Chartes et Papiers brûlez et déchirez. » Quelques titres seulement, qui en 1590 étaient entre les mains des procureurs, avaient pu être conservés.

1600. — Jeanne VII ayant été nommée abbesse de Gercy, en Brie, fut remplacée, en l'an 1600, par Renée de la Salle ci-devant religieuse de Poissy. Cette dernière gouverna l'abbaye pendant trente-six ans. « Pendant les trente-six ans de son gouvernement, dit Félibien, elle procura de grands avantages à son monastère, tant pour le spirituel, que pour le temporel. Ce fut elle qui commença de faire observer la closture à ses religieuses. »

1602. — Une excommunication (1) fut lancée par l'évêque de Paris en l'année 1602 contre les personnes qui auraient ou détiendraient des titres de l'abbaye de Saint-Antoine.

1611. — Ainsi que nous l'avons déjà dit lors de la description de l'église abbatiale, Renée de la Salle fit élever un cénotaphe dans cette église à la mémoire de son frère.

1622. — Louis XIII accorda à l'abbaye de Saint-Antoine le 5 mars 1622 des lettres-patentes qui confirmaient les privilèges de l'abbaye, déjà reconnus par Henri IV en 1598, malgré l'absence des titres authentiques.

1634. — L'abbaye de Saint-Antoine vendit en 1634 à Gaspard de Gournay (2) une pièce de terre de 10 arpents 68 perches, à la charge de 12 deniers de cens par arpent portant lods et ventes et de 427 livres 5 sols de rente foncière et non rachetable et sous la condition très expresse que cet héritage ne serait jamais possédé par gens de main morte. Nous verrons qu'en 1735 cette dernière clause fut la cause d'un procès entre les dames de Saint-Antoine et les dames de Saint-Michel.

1636. — Renée de la Salle mourut le 5 mars 1636, à l'âge de soixante-dix-sept ans. Elle fut enterrée dans le chœur avec une épita-

1. *Archives nationales*, sect. adm. S. 4367.
2. *Archives nationales*, sect. adm. S. 4367.

phe. Le roi nomma, pour la remplacer, Marie II Bouthillier ou plutôt Le Bouthillier, dont le père et un frère occupaient des postes élevés dans les finances ; sa mère était Marie de Bragelongne, et un de ses frères, Victor, fut archevêque de Tours. Avant d'être nommée abbesse de Saint-Antoine elle remplissait au monastère de Fontevrault les fonctions de trésorière. Elle entra à Saint-Antoine le 17 juin, reçut les bulles du pape Urbain VIII le 14 août et, prit enfin possession le 8 septembre. Elle continua l'œuvre de Renée de la Salle et clôtura complètement les religieuses de Saint-Antoine. « Et afin d'oster à ses filles tout prétexte de sorties, elle augmenta le clos de l'abbaye de seize arpens. Elle obtint du roy Louis XIV la confirmation de tous les privilèges, exemptions et franchises accordées par les roys ses prédécesseurs à son abbaye. Elle bastit un nouveau logis abbatial ; et régla si bien toutes choses, soit pour les offices du chœur, soit pour les autres exercices du cloistre, que c'est principalement à elle que le public est redevable de la bonne observance qui est dans cette maison (1). »

Le 7 novembre 1636, un échange eut lieu, par devant Baudry, notaire à Paris, entre le sieur Jean de Vitry et les dames de Saint-Antoine. Jean de Vitry céda à l'abbaye 10 arpents et demi de terres labourables pour agrandir l'enclos (*Archives nationales*, sect. admin. S. 4363). Un plan est annexé à l'échange et l'on voit sur ce plan que déjà à cette époque on songeait à ouvrir un marché sur l'emplacement même où il fut ouvert en 1777 ; on y lit en effet à l'ouest de l'enclos de l'abbaye : « hotel de Gournay et marais sur lesquels doit être placé le nouveau marché ». Cet échange permit aux religieuses de Saint-Antoine de reculer les limites de leur enclos jusqu'à la rue de Charenton.

1640. — Le 20 août 1640 eut lieu, à Saint-Antoine, la bénédiction de Marie Le Bouthillier par son frère Victor, qui n'était alors que coadjuteur de l'archevêque de Tours.

1643. — Des lettres patentes datées du 2 mars 1643, donnèrent à l'abbaye de Saint-Antoine le privilège d'ouvrir une boucherie, dont nous avons parlé dans un chapitre précédent. Cette boucherie était située, vis-à-vis l'abbaye, au point de jonction des rues de Montreuil et du faubourg Saint-Antoine.

1. Félibien. *Histoire de Paris*, t. I, p. 228.

1645. — Le 2 décembre 1645, une Sentence du Châtelet fit deffenses à tous particuliers et notamment à Charles Henry de Malot, seigneur de Bercy, conseiller du roy en son grand conseil, d'établir aucune boucherie, de vendre ni faire vendre et étaler aucune viande ailleurs que dans les étaux de l'abbaye et ordonna que les lettres patentes de 1643 seraient affichées et publiées à son de trompe et cry public ; les bouchers qui ne se conformeraient pas à cette sentence verront leurs viandes ou poissons confisqués et paieront 200 livres d'amende (*Archives nationales*, sect. admin. S. 4363).

1652. — Pendant la Fronde, le faubourg Saint-Antoine fut le théâtre d'une bataille célèbre connue dans l'histoire sous le nom de *journée de Saint-Antoine*. Le prince de Condé n'ayant pu se retrancher dans Paris dont les habitants lui avaient fermé les portes, avait fait défiler ses troupes du côté de Charenton pour se couvrir des rivières de Seine et de Marne. Le maréchal de Turenne suivit le prince de si près qu'il l'arrêta vers la porte du faubourg Saint-Antoine. La bataille commença le mardi 2 juillet 1652, entre huit et neuf heures du matin ; elle fut d'autant plus acharnée que les troupes des deux partis en présence avaient pour spectateur et pour juge le roi lui-même qui se trouvait sur les hauteurs de Belleville et de Charonne. L'armée des princes avait élevé des barricades sur toutes les routes qui aboutissaient à Paris ; la plus importante barrait, vis-à-vis l'abbaye, la grande rue du faubourg Saint-Antoine ; une seconde, moins importante, avait été élevée en travers du chemin de Charenton, à la hauteur des jardins de l'abbaye. La lutte se concentra autour de ces travaux de défense et l'abbaye de Saint-Antoine fut saccagée au cours de la lutte. « Sur les cinq heures du soir (1) on vint advertir M. le Prince que les Ennemys se retiroient ; il résolut aussitôst, si la chose estoit vraye, de se retirer aussi afin de donner quelque repos à ses Trouppes, et de les faire repasser par Paris ; comme elles avoient commancé de défiler il monta dans le Clocher de saint Anthoine pour observer plus curieusement la marche de l'Armée Mazarine ». L'avantage resta au maréchal de Turenne qui aurait remporté sur l'armée des Princes une victoire complète, si elle n'avait pas trouvé une retraite dans

1. *Relation véritable de ce qui se passa le mardy, deuxième de Iuillet* (1652), *au Combat donné au Fauxbourg saint Anthoine*, à Paris chez Nicolas Vivenay, imprimeur, 1652.

Paris à la faveur du canon de la Bastille que Mademoiselle fit tirer sur les troupes du roi.

A la suite du pillage de l'abbaye, les religieuses de Saint-Antoine durent se réfugier pendant quelque temps à Paris.

Marie II Le Bouthillier mourut le 25 septembre 1652, à l'âge de 69 ans ; elle fut enterrée dans le chœur.

Le 28 septembre de la même année le roi nomma abbesse de Saint-Antoine, Magdeleine II Molé, fille de Mathieu Molé, garde-des-sceaux de France, et de Renée Nicolaï; Magdeleine Molé était auparavant religieuse de l'abbaye de Chelles. Elle reçut le brevet de sa nomination à l'Arsenal où toute la communauté de Chelles s'était réfugiée pour se mettre à l'abri des désordres de la guerre ; le 30 septembre elle reçut la visite de la communauté de Saint-Antoine qui faisait son séjour à Paris par les mêmes considérations.

1653. — Magdeleine II Molé quitta l'abbaye de Chelles le lendemain de l'arrivée de ses Bulles d'investiture, et le 23 janvier 1653 elle prit possession de l'abbaye de Saint-Antoine, après avoir revêtu l'habit de l'ordre de Citeaux, qu'elle reçut de la main de l'Abbé de Citeaux, Général de l'Ordre, dans l'Eglise de l'abbaye, avec toutes les cérémonies usitées en pareil cas.

Le 12 février 1653 (le 11 février 1654 suivant la *Gallia Christiana.*) Magdeleine II Molé fut bénie solennellement dans l'église de Saint-Antoine par François de Harlay, archevêque de Rouen, avec l'assistance des abbesses de Notre-Dame de Sens et de Saint-Aubin, sœurs de cet archevêque. Anne d'Autriche, reine de France, s'était invitée elle-même à cette cérémonie pour témoigner l'estime qu'elle avait pour le père dans l'honneur qu'elle faisait à la fille. La reine arriva vers 10 heures du matin accompagnée du duc d'Anjou, du duc d'Orléans, de la duchesse de Vendôme, etc... L'archevêque de Rouen célébra l'office, assisté de 24 Prêtres revêtus de leurs chapes. Durant le temps qu'on chanta le *Te Deum*, Madame de Saint-Antoine fut conduite dans le chœur pour y prendre sa place et toutes les religieuses vinrent lui rendre leurs devoirs. Après la cérémonie Anne d'Autriche entra dans le cloître où elle dîna, servie à table par six religieuses. La sœur puisnée de Magdeleine Molé, Françoise Molé fut nommée religieuse de Saint-Antoine et coadjutrice de sa sœur.

Nous avons puisé les renseignements précédents, concernant la nomination et la bénédiction de Magdeleine Molé, dans une légende très détaillée, placée au bas d'une estampe signée P. Erresalde et conservée à la Bibliothèque de la ville. Cette estampe représente la bénédiction solennelle de Madame Madeleine Molé, abbesse ; elle a été reproduite dans l'ouvrage de M. H. Bonnardot.

1656. — Madeleine et Françoise Molé firent célébrer le 10 février 1656 dans l'église de Saint-Antoine un service pour le repos de l'âme de Mathieu Molé leur père, premier président au Parlement de Paris et Garde-des-sceaux ; l'oraison funèbre de ce dernier fut prononcée par Antoine Godeau, évêque de Valence ; cette oraison funèbre fut imprimée et il s'en trouve un exemplaire à la Bibliothèque Mazarine, (n° 10370 F.).

1657. — Pour remédier aux abus qui se commettaient dans les métiers, on avait établi dans les faubourgs des maîtrises et jurandes. Jusqu'à la minorité de Louis XIV, les ouvriers du faubourg Saint-Antoine avaient été dispensés de se faire recevoir maîtres grâce à la protection des abbesses et religieuses de Saint-Antoine ; mais, à cette époque, des communautés jalouses des privilèges accordés à Saint-Antoine avaient obtenu un édit qui ordonnait aux ouvriers du faubourg Saint-Antoine de se conformer à ce qui se pratiquait à Paris et dans les autres faubourgs. Le premier résultat de la mise à exécution de cet édit fut de dépeupler le faubourg Saint-Antoine en réduisant les ouvriers à la misère. Dès le début « l'abbesse et les religieuses de S. Antoine et les habitans du faubourg qui en porte le nom (1) s'estoient opposez à l'exécution de ces réglemens à l'égard de leur faubourg, qu'ils avoient fait voir qui avoit esté de tout tems exemt de maistrise. Ils obtinrent enfin ce qu'ils souhaitoient et par lettres patentes du mois de février 1657, enregistrées le 21. Avril, il fut dit que les ouvriers et gens de mestier establis dans ce faubourg, jouiroient de leurs franchises accoustumées, et qu'il n'y auroit point de maistrises. » Les lettres patentes de Louis XIV firent défense aux jurés des Arts et Métier de Paris, et à tous autres, de troubler et inquiéter en quelque sorte et manière que ce soit les ouvriers du faubourg Saint-Antoine, sous peine de 500 livres d'amende payables sans déport, dépens, dommages et intérêts.

1660. — Marie-Thérèse, fille du roi d'Espagne, ayant épousé Louis XIV en vertu du traité des Pyrénées, leurs Majestés firent leur entrée solennelle dans Paris le 26 août 1660. Pour aller du château de Vin-

1. Félibien. *Histoire de Paris*, t. II, p. 1466.

cennes au Louvre, le cortège royal passa sous de nombreux arcs de triomphe ; le premier avait été élevé à l'entrée du faubourg Saint-Antoine juste vis-à-vis l'abbaye. Cet arc de triomphe avait 10 toises de face sur 8 de hauteur ; il était composé de trois portes, une grande au milieu et deux plus petites sur les côtés pour faciliter l'entrée de la Cour qui était extraordinairement nombreuse. Il avait été construit sur le plan du sieur Meslin ; son architecture régulière était non seulement feinte sur la toile comme il se pratique en de pareilles occasions, mais taillée de relief selon l'ordre dorique. Une inscription latine avait été peinte en lettres d'or au fronton de cet arc de triomphe (2).

1664. — Le 9 août 1664, le Cardinal Chigi, légat en France du pape Alexandre VII, fit son entrée solennelle dans Paris. Il y eut à cette occasion des cérémonies importantes à l'abbaye de Saint-Antoine elles sont racontées tout au long dans le *Recueil des nouvelles ordinaires et extraordinaires, relations et récits des choses avenues pendant l'année* 1664 (Paris 1665, in-4°), n° 97, page 790 et suivantes.

En raison de la longueur du récit nous sommes obligés de le résumer.

La cour de l'abbaye avait été tendue, pour la circonstance, des tapisseries de la Couronne ; on y avait également élevé un haut dais de velours violet semé de fleurs de lys d'or, à grandes crépines d'or ; sous ce dais était un fauteuil de velours violet disposé au milieu d'une estrade couverte de tapis de Turquie. Des amphithéâtres ornés de tapisseries s'élevaient autour de cette estrade. Le légat arriva à Saint-Antoine sur les dix heures du matin ; il était accompagné du comte d'Harcourt, des introducteurs des ambassadeurs et d'un grand nombre de prélats ; les religieuses le reçurent en chantant un motet. Après avoir dîné, le légat revêtit une soutane de tabis rouge, un surplis, le camail et le bonnet rouge, puis vers midi il alla se placer sous le haut dais pour recevoir les diverses délégations venues pour le saluer : tout le clergé régulier et séculier, le prévôt des marchands et les échevins,

1. V. la relation contemporaine intitulée : *L'entrée triomphante de leurs Majestés Louis XIV, roy de France et de Navarre, et Marie-Thérèse d'Austriche, son espouse, dans la ville de Paris capitale de leurs royaumes, au retour de la signature de la paix générale et de leur heureux mariage, le 26 août 1660.* Paris, Pierre le Petit, 1662.

le parlement, la chambre des Comptes, la cour des Aydes, la cour des Monnoyes, le prévôt de Paris et les évêques du clergé de France défilèrent devant lui. Après ces réceptions, le cardinal Légat se retira dans la chambre de l'abbaye qu'on lui avait préparée et y attendit le sieur de Saintot, maître des cérémonies, le prince de Condé et le duc d'Enghien qui vinrent le prendre à Saint-Antoine pour lui faire escorte jusqu'à Notre-Dame.

1666. — On conservait à Saint-Antoine des Champs une relique de Saint-Antoine apportée de son abbaye, chef d'ordre en Viennois ; cette relique opéra en 1666, sur une religieuse, une guérison qui fit ordonner un *Te Deum* le 30 septembre par M. de la Brunetière, vicaire général (1).

1667. — Le 4 juillet 1667 un arrêt du Parlement intervint entre les bouchers de la ville de Paris, les habitants du faubourg Saint-Antoine et les abbesse et religieuses de l'abbaye de Saint-Antoine pour décider sur le lieu et la quantité des étaux de boucherie à bâtir pour fournir suffisamment de viande aux habitants du fauxbourg Saint-Antoine (2).

1668. — Un extrait des registres du conseil d'état, en date du 14 mai 1668 (*Archives nationales*, section admin. L. 4357) nous apprend que « Le roy ayant été informé que les supérieures des Religieuses, qui se prétendent exemptes de la jurisdiction de l'Ordinaire, Refusent de représenter devant leur Evesque diocésain l'estat des biens dont elles jouissent et des charges qu'elles sont obligées d'acquitter, ensemble celuy du nombre des Religieuses qui composent leur monastère, et sa Majesté considérant que les privilèges qu'elles prétendent avoir ne peuvent estre blessez en cela, et voulant empescher que le public ne reçoive aucun préjudice par un tel retardement, sa Majesté estant en son conseil, a Ordonné et Ordonne que les supérieures des maisons Religieuses sises en son Royaume, terres et pais de son obéissance, exemptes et non exemptes, Représenteront Incessamment par devant les sieurs Evesques Diocésains, ou ceux qui auront esté par eux Commis, l'Estat des biens dont elles jouissent, et des charges qu'elles sont tenues d'acquitter, ensemble celuy du nombre des Religieuses qui composent leur couvent, et satisferont entièrement à ce

1. *Histoire du diocèse de Paris*, par l'abbé Lebeuf, 1754, t. II, p. 537.
2. *Archives nationales*, sect. admin. S. 4363.

qui sera porté par l'ordonnance desdits sieurs Evesques, qu'à ce faire Elles seront contraintes par saisies de leur temporel et telle autre voye de droit qu'il appartiendra ».

Obéissant à l'ordre du roi, l'abbesse de Saint-Antoine fournit l'état qui lui était demandé. A cette époque l'abbaye était habitée par : dame Madelaine Molé abbesse, dame Françoise Molé coadjutrice, sœur Elisabeth Guerry prieure, avec autres quarante-deux Religieuses de Chœur, tant anciennes que jeunes toutes professes ; par seize layes converses; par deux religieux confesseurs ordinaires de toutles choses tant en santé qu'en maladie ; par deux ecclésiastiques l'un d'iceux prenant le soing des affaires au dehors, et l'autre servant de chapelain ; par douze serviteurs et servantes (2 tourrières, une servante pour aller acheter les provisions, un sacristin, un jardinier avec 2 garçons, un chartier, un berger, un garçon pour servir les confesseurs et ecclésiastiques, un portier, et un garçon boucher). L'abbaye possédait en outre deux chevaux ou deux mulles pour charier ou labourer. Nous avons donné dans un chapitre précédent l'état des biens portés sur cet état : nous n'y reviendrons donc pas; mais, à cette époque déjà les charges excédant les revenus, l'abbesse fait remarquer que « à moins qu'il soit permis à la Dame Abbesse de Recevoir cy après des filles avec dot et pension comme du passé..... il arriveroit que ladite Dame Abbesse et ses successeures ne pourroient subsister qu'avec un petit nombre de Religieuses, qui ne seroit pas suffisant pour la célébration du divin service qui est fort long, en sorte qu'on dit tous les jours ordinairement en ladite Abbaye, suivant l'Institut de l'Ordre de Citeaux, trois offices différents, le Canonial, celuy de la Vierge, et celuy des morts, pour a quoy satisfaire il est nécessaire d'un grand nombre de Religieuses. »

1672. — Le 7 mars 1672 un arrêt contradictoire du parlement permit aux abbesses et religieuses de Saint-Antoine de faire bâtir et établir dix étaux de boucherie entre les rues Saint-Nicolas, Traversière ou autre lieu plus commode pour le public et deux sous la halle et place Saint-Bernard outre les huit qui avaient été précédemment construits sur ladite place et enjoignit à tous bouchers et autres de vendre ni de bâtir des étaux ailleurs à peine de confiscation, faisant pareillement défense à tous propriétaires de maisons de louer des boutiques pour y vendre de la viande (*Archives nationales*, sect. admin. S. 4363).

1673. — Au mois de janvier 1673, Louis XIV permit (1) à l'abbaye de Saint-Antoine, par lettres patentes, confirmatives de l'arrêt du 7 mars 1672, de construire dix étaux de boucherie dans les lieux les plus commodes au public et deux nouveaux étaux sous la place Saint-Bernard indépendamment des huit qui existaient déjà à cet endroit depuis 1643. La nouvelle boucherie fut installée devant la Bastille, à l'entrée de la rue de la Roquette, en bordure de la demi-lune de la porte Saint-Antoine. L'installation de cette nouvelle boucherie, dite *Boucherie neuve*, avait été nécessitée par l'accroissement considérable du nombre des habitants du faubourg Saint-Antoine.

1674. — Les lettres patentes de janvier 1673 furent enregistrées au parlement le 9 mars 1674.

Le 3 septembre 1674 M. de Malon, seigneur de Bercy, fit don à l'abbaye de Saint-Antoine d'une somme de 10.000 livres pour distribuer journellement des aumônes aux pauvres du faubourg Saint-Antoine. L'acte de donation, conservé aux *Archives nationales* (sect. histor. L. 1015) porte qu'on devra donner du potage aux pauvres pendant les mois de décembre, janvier, février et mars.

1678. — Le 13 mai 1678 eut lieu la déclaration passée au terrier de sa Majesté par les abbesse et religieuses de Saint-Antoine pour la halle établie sur la place Saint-Bernard ayant dix étaux de boucherie, lesquels étaux, halle et place, sont déclarés exempts de toute charge et redevance au profit de Sa Majesté (2).

1680. — Le 15 avril 1680 un arrêt du parlement ordonna que les lettres patentes de 1673 et l'arrêt d'enregistrement du 9 mars 1674 seraient exécutés selon leur forme et teneur et fit deffenses à tous bouchers de vendre viande autour et dedans la porte Saint-Antoine, ni au faubourg, à peine de 1000 livres d'amende, saisie des viandes et emprisonnement des contrevenants (*Archives nationales*, sect. admin. S. 4363).

1681. — Le 28 avril 1681 Magdeleine II Molé, abbesse de Saint-Antoine, mourut et fut immédiatement remplacée par sa sœur Françoise Molé, ancienne religieuse de Cheiles, qui était sa coadjutrice depuis vingt-sept ans.

1686. — Après avoir gouverné l'abbaye pendant cinq ans Françoise

1. *Archives nationales* (sect. adm. S. 4363).
2. *Archives nationales* (sect. adm. S. 4363).

Molé mourut le 21 avril 1686 et fut enterrée dans le chœur avec une épitaphe. Son oraison funèbre fut prononcée le 28 avril de la même année par le R. P. J. de la Boissière, prêtre de l'Oratoire (1). Marie Magdeleine de Montchevreuil, fille de Charles et de Magdeleine de Lancy-Raroy et sœur d'Henri, marquis de Montchevreuil, chevalier des Ordres du roi, fut nommée abbesse à la mort de François Molé.

1696. — Le 12 Mai 1696 un traité fut passé entre les dames de Saint-Antoine et le Sr Neret marchand épicier au sujet de la reconstruction, faite en 1693, du grand portail et des deux bâtiments y attenants. Ces construtions avaient coûté 12. 324 livres. Le Sr Neret donna à l'abbaye 5. 600 livres, à condition qu'on lui paierait, à lui et à sa femme, leur vie durant, la moitié des loyers des deux bâtiments ; de plus l'abbaye s'engageait à faire dire, après sa mort, des messes basses pour le repos de son âme (voir aux archives, sect. histor. L. 1015).

1706. — Le 23 juin 1706 une sentence de police fut rendue au profit de l'abbaye Saint-Antoine contre les bouchers du petit Charonne.

1716. — Au mois d'avril 1716 des lettres patentes (2) confirmèrent l'établissement des boucheries de l'abbaye Saint-Antoine avec défense à tous bouchers et autres particuliers de vendre la viande hors desdits étaux et à la charge pour ceux qui occuperont lesdits étaux d'observer les réglements de police et de souffrir la visite des commissaires du Chatelet assistés d'un des jurés en charge de la communauté des bouchers, et dont le choix sera fait par la dame abbesse de Saint-Antoine tous les deux ans.

Un arrêt du conseil en date du 28 novembre 1716, ayant ordonné à ceux qui prétendaient avoir des privilèges, franchises et autres exemptions de la ville et faubourgs de Paris de représenter leurs titres devant messieurs les commissaires du Conseil nommés par ce même arrêt, les dames abbesse et religieuses de l'abbaye Saint-Antoine des-Champs-les-Paris, les propriétaires des maisons du faubourg Saint-Antoine et les pauvres ouvriers qui y travaillaient firent rédiger, par M. Busnel avocat, un mémoire justificatif de leurs prétentions (3).

1720. — Le lundi 13 mai 1720 une procession, partie de l'église

1. Son oraison funèbre est à la Bibliothèque Mazarine, in-4, n. 10370, M.
2. *Archives nationales*, sect. admin. S. 4363.
3. *Archives nationales*, sect. admin. S. 4363.

des Mathurins, vint jusqu'à l'abbaye de Saint-Antoine, où l'on chanta l'antienne du Saint et où un compliment fut fait à Madame l'Abbesse par un ange. Cette procession venait chercher à l'abbaye les esclaves rachetés au Royaume d'Alger, par les religieux de la Trinité et Rédemption des Captifs, dits Mathurins. Ces captifs furent ensuite conduits jusqu'à l'Eglise desdits Religieux Mathurins, où ils furent reçus par le Général de l'Ordre, après lui avoir été présentés par l'Ange chargé de lui porter la parole en leur nom (1).

1721. — Une sentence de police (2) du 24 novembre 1721 fit deffenses à tous particuliers demeurant dans le faubourg Saint-Antoine et à tous autres de tirer aucunes armes à feu ès environs de l'Eglise, maisons, bâtiments et enclos de l'abbaye des dames religieuses de Saint-Antoine ni sur leur colombier, à peine de prison, faisant pareillement deffenses à tous particuliers demeurant dans le faubourg d'avoir chez eux des Pigeons, à peine de tous Dépens dommages et intérêts envers lesdites dames ».

1722. — Marie-Madeleine de Mornay de Monchevreuil, abbesse, mourut au mois de mars 1722 à l'âge de 86 ans; peu de temps avant sa mort elle avait restauré l'abbaye, tant au spirituel qu'au temporel. Son oraison funèbre fut adressée aux communautés d'hommes et de filles de l'ordre de Citeaux, par les dames prieure et religieuses de Saint-Antoine.

1723. — Après la mort de Marie-Madeleine de Mornay de Montchevreuil l'abbaye resta sans abbesse plus d'une année. Ce ne fut que le 9 mai 1723 qu'un brevet royal nomma abbesse de Saint-Antoine Marie-Anne Gabrielle-Eléonore de Bourbon-Condé, fille de Louis III, Duc de Bourbon et de Louise Françoise de Bourbon, dite Mademoiselle de Nantes. Marie-Anne de Bourbon-Condé était née le 22 décembre 1690; elle avait pris le voile à l'abbaye de Fontevrault le 20 mai 1706, et y avait fait profession le 26 mai 1707; au mois d'octobre elle avait été nommée abbesse de Maubuisson, mais elle avait refusé cette dignité.

1724. — Le 8 mai 1724 Louis XV accorda aux dames abbesse et

1. V. une relation contemporaine intitulée. *Ordre de la procession des esclaves rachetés au Royaume d'Alger, par les Religieux de la Trinité et Rédemption des Captifs, dits Mathurins*, de l'imprimerie de Cl. Thiboust, 1720, in-4°.
2. *Archives nationales*, sect. admin. S. 4363.

religieuses de Saint-Antoine des lettres patentes (1), leur permettant de faire construire vingt nouveaux étaux de boucherie dans le faubourg Saint-Antoine au lieu le plus convenable et par dessus les vingt cy devant établis. Ces nouveaux étaux de boucherie ne furent pas construits, ainsi que nous le verrons plus loin, lors de l'établissement du marché.

1725. — Le 22 octobre 1725 les Mathurins vinrent à l'abbaye de Saint-Antoine chercher en procession, comme ils l'avaient déjà fait en 1720, les esclaves rachetés par eux au Maroc et à Alger (2).

1734. — Les 12 et 13 août 1734, la ville de Paris vendit, par devant Me Caron notaire, à Madame de Bourbon, abbesse de Saint-Antoine, cinquante toises de terrain pour la construction de la Boucherie neuve (3). Cet emplacement était limité au nord et à l'est par un terrain de 600 toises de superficie appartenant à la ville et s'étendant jusqu'au fossé de la demi-lune de la porte Saint-Antoine, au sud par la demi-lune de la porte Saint-Antoine et à l'ouest par la rue de la Roquette. La vente eut lieu moyennant la somme de 6.000 livres et fut ensaisinée le 13 octobre 1738.

1735. — Le 3 mars 1735, les religieuses de Notre-Dame de la Charité ou Dames de Saint-Michel, venues en 1720 de Guingamp à Paris, où elles avaient établi une communauté dans la rue des Postes, firent acheter moyennant 81.000 livres l'hôtel de Gournay contigu à l'abbaye de Saint-Antoine : elles comptaient transférer leur communauté dans cet hôtel et l'avaient acheté dans ce but. Mais l'hôtel de Gournay ayant été bâti par MM. Gournay et de Saint-Try sur un terrain de 17 arpents 68 perches, que l'abbesse et les religieuses de Saint-Antoine leur avaient vendu le 4 avril 1634 à la condition qu'on n'y établirait aucun couvent ou monastère, l'abbesse et les religieuses de Saint-Antoine se fondèrent sur cette clause du contrat pour empêcher l'établissement d'une communauté rivale dans leur voisinage. Le 27 mai 1735 elles firent assigner au grand conseil les Dames de Saint-Michel auxquelles elles offrirent de rembourser 81.000 livres montant du prix de vente. Les Dames de Saint-Michel refusèrent et

1. *Archives nationales*, sect. admin. S. 4363.

2. V. une relation contemporaine intitulée, *Ordre de la procession des esclaves rachetés aux Royaumes de Maroc et d'Alger, par les Religieux Trinitaires ou Mathurins*... à Paris, chez la V. Lamesle, et P. Delormel 1725 in-4°.

3. *Archives nationales*, sect. admin. S. 4363.

un procès fut engagé entre les deux communautés rivales. Dès le 10 septembre 1735 les membres du grand conseil se prononcèrent en faveur des Dames de Saint-Antoine : le procès n'en continua pas moins.

1738. — Le procès engagé en 1735 entre les Dames de Saint-Michel et les dames de Saint-Antoine se termina par un jugement rendu le 4 septembre 1738. Ce jugement donnait gain de cause à l'abbesse et aux religieuses de Saint-Antoine ; les lettres de rescision du contrat de vente de 1634 furent entérinées et l'abbaye de Saint-Antoine ayant remboursé aux dames de Saint-Michel les 81.000 livres, montant du prix de l'adjudication du 3 mars 1735, l'hôtel de Gournay fut réuni à perpétuité à l'abbaye. Les dames de Saint-Michel furent condamnées aux dépens.

La bibliothèque Mazarine possède quatre Mémoires et une replique relatifs à ce procès. Ces cinq pièces, cataloguées sous le n° 3317. R., sont toutes datées de 1738 ; les trois premières ont été faites pour les dames de Saint-Antoine et elles sont signées par Me Cochin, avocat ; elles ont été imprimées chez la Veuve Paulus-Du-Mesnil ; les deux dernières pièces, imprimées par Moutalant, ont été rédigées pour les dames de Saint-Michel par Me Paillet des Brunières, avocat.

1739. — En 1739 les privilèges de l'abbaye de Saint-Antoine, qui avaient déjà été contesté en 1674 et en 1696, furent contestés à nouveau par les officiers du domaine. Les pièces relatives à cette contestation sont aux *Archives nationales* (sect. admin. S. 4367). L'attaque commença en 1739 par des demandes, formées contre les censitaires de l'abbaye, des mêmes droits qu'ils avaient déjà payés à leur légitime seigneur. Pour saisir plus promptement la cour, l'abbaye se laissa condamner par défaut en la chambre du domaine et interjeta appel des sentences que le receveur du domaine y avait obtenues. Un arrêt du 19 mai 1747, rendu sur production respective, conserva à l'abbaye la jouissance provisoire de son fief en attendant le jugement sur le fonds. Le mémoire intitulé « *Mémoire pour les dames abbesse, religieuses et couvent de l'Abbaye Saint-Antoine-des-Champs près Paris sur le sujet du trouble qui leur est fait par le sieur Controlleur du Domaine du Roy, en leur Censive dans le Faubourg Saint-Antoine* » et signé « Monsieur de Richebourg, raporteur ; Me Piaud, avocat », fut rédigé pour établir l'authenticité des privilèges de Saint-Antoine.

Le rapport se base sur les points suivants : Les laïcs sont incapables de posséder des Dixmes en France autres que celles qui sont inféodées, auparavant le Concile de Latran tenu en 1179 ; en outre, les dames avaient en 1225 une censive et un droit de directe à cause de leur abbaye, ainsi qu'il résulte de déclarations de cens faites par les tenanciers de l'abbaye ; les dames de Saint-Antoine ont comparu comme ayant justice, fief et seigneurie en 50 rues lorsqu'elles furent appelées en 1580, pour la rédaction de la Coutume de la prévosté de Paris, à la requeste du procureur du roy au Chastelet ; enfin il est resté dans le Monastère un monument aussi ancien que sa fondation, qui s'est conservé contre les injures du temps et la fureur des ennemis de la religion, c'est un Colombier à pied ayant boulins depuis le rez-de-chaussée ; le droit d'avoir un Colombier de cette qualité dans la Coutume de Paris est inséparable du droit de féodalité, parce qu'il n'y a que le Seigneur haut Justicier et le Seigneur féodal ayant censive qui aient le droit de l'avoir.

Le 28 juillet 1763 un arrêt fut rendu en faveur des dames de Saint-Antoine contre Charron et termina cette contestation.

1745. — Une sentence de Feydeau de Marville, lieutenant général de police, en date du 6 juillet 1745, fit deffense à tous particuliers de vendre ni colporter aucune viande de boucherie dans le fauxbourg Saint-Antoine ailleurs que dans les deux boucheries appartenant à l'abbaye de Saint-Antoine (1).

1747. — Il existe aux *Archives nationales* (sect. histor. L. 1015) une lettre de frère Andoche Bernot, abbé de Citeaux, nommant Marie Elisabeth Mangot, prieure de Saint-Antoine. La lettre est datée du 23 janvier 1747.

1760. — Marie-Anne-Gabrielle-Eléonore de Bourbon-Condé mourut le 28 août 1760, à l'âge de soixante-neuf ans, au prieuré royal de la Saussaye. Son corps fut transporté à Saint-Antoine où il fut inhumé le 3 septembre suivant. L'abbaye reçut une somme de 413.793 livres provenant de la succession de Madame de Bourbon. Cette somme fut employée de la façon suivante : 261.356 livres servirent à payer les principaux et intérêts de rentes anciennement contractées et les sommes exigibles, dues aux entrepreneurs, ouvriers, fournisseurs, etc..., les 152.000 livres restants furent placés en acqui-

1. *Archives nationales*, sect. admin., S. 4363.

sitions de contracts au denier 25 sur la ville et en contracts sur particuliers (1).

Le 29 septembre 1760, un brevet royal nomma abbesse de Saint-Antoine Madame la princesse Gabrielle-Charlotte de Beauvau-Craon, fille de Marc de Beauvau, prince de Craon, et d'Anne-Marguerite de Lignéville. Madame de Beauvau avait pris le voile dans l'abbaye de Juvigny, en Luxembonrg, et elle avait été chanoinesse de Remiremont. Elle était âgée de 36 ans lorsqu'elle fut nommée à l'abbaye de Saint-Antoine dont elle devait être la dernière abbesse.

1761. — *L'Etat ou tableau de la ville de Paris, par de Jèze, avocat* (*Paris,* 1760) nous donne des détails intéressants sur les personnes habitant l'abbaye de Saint-Antoine.

Nous trouvons, à la page 109, qu'il n'y avait de logement que pour 21 pensionnaires. Le prix ordinaire était de 400 livres. L'abbaye blanchissait le gros linge, mais le fin était à la charge des parents. Ceux-ci donnaient, lors de l'entrée de leur fille, une voie de bois et fournissaient le lit, le trousseau, etc... A cette époque l'abbaye était composée de 26 religieuses et de plusieurs sœurs converses. Pour entrer dans la Communauté, dit encore de Jèze (page 285) il faut postuler six mois et faire une année de Noviciat, qui coûte, avec la prise d'habit, 800 livres. La dot est de 4.000 à 6.000 livres suivant les talens des sujets qui se présentent. L'abbaye de Saint-Antoine recevait encore, à titre de grandes pensionnaires, les dames qui désiraient y faire une retraite volontaire (page 375 du susdit ouvrage); pour ces dernières, la pension était de 550 livres; elles payaient de plus 350 livres pour leur femme de chambre. Quant au prix du logement il variait depuis 150 jusqu'à 1200 livres.

Le 24 janvier 1761, la nouvelle abbesse, Madame de Beauvau-Craon, prit possession de l'abbaye de Saint-Antoine.

En 1761, Madame de Beauvau fit commencer la restauration des bâtiments qui en avaient un pressant besoin : ces bâtiments devenus caducs manquaient par les fondations, les bois étaient pourris et les charpentes fléchissantes. Toutes les constructions furent remises en bon état, à la réserve des arcs-boutants des bas côtés de l'église, à l'aspect du midi, et d'une partie des murs de clôture aussi au midi.

1. *Archives nationales*, sect. admin., S. 4357.

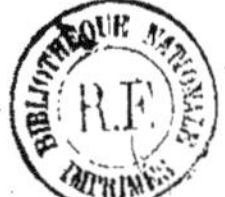

1764. — En 1764 on commença à rebâtir les bâtiments abbatiaux d'après les dessins de l'architecte Lenoir le Romain. Le manque de fonds empêcha de mettre à exécution le plan entier de Lenoir. On ne construisit qu'un cloître, des dortoirs, un noviciat, l'infirmerie et l'apotiquairerie; ces constructions coûtèrent 545.869 livres dont 429.812 l. étaient déjà payées en 1771 : 273.000 l. avaient été empruntées à cet effet et les 156.812 l. restantes prises sur la succession de Madame de Bourbon, la précédente abbesse (1). La modicité des revenus de l'abbaye avait empêché de faire plus tôt cette construction si nécessaire et que Madame Molé avait déjà projetée en 1665. La bénédiction solennelle du bâtiment construit eut lieu en 1767, ainsi que le constate l'inscription suivante qui se lit encore aujourd'hui sur le fronton de la façade méridionale :

Benedic, et Sanctifica Domum istam in sempiternum,
Deus Israel, anno domini 1767.

1768. — Marie-Thérèse-Louise de Savoye-Carignan, du sang des rois de Sardaigne, avait épousé au mois de janvier 1767, Louis-Alexandre-Joseph-Stanislas de Bourbon, prince de Lamballe, et fils du duc de Penthièvre. Le prince de Lamballe étant mort le 7 mai 1768, la princesse se retira à l'abbaye de Saint-Antoine.

Les religieuses lui offrirent un pavillon qu'elles destinaient aux dortoirs et classes des petites pensionnaires; la princesse de Lamballe fit arranger ce pavillon à ses frais et y demeura avec sa dame d'honneur. Elle payait aux religieuses de Saint-Antoine, pour ce pavillon et les logements des personnes de sa suite dans l'intérieur et dans le dehors de l'abbaye, la somme de 6000 livres (2). « Elle passa la première année de son veuvage à l'Abbaye de St-Antoine, dit Peltier (3); elle y admit dans son intimité plusieurs demoiselles qui s'y trouvaient en même tems comme pensionnaires; elle ne cessa pas depuis de leur témoigner dans le monde le même intérêt et les mêmes bontés. » Lorsque la reine Marie-Antoinette monta sur le trône, la

1. V. un état de l'abbaye de Saint-Antoine en 1771. *Archives nationales*, sect. admin. S. 4357.

2. *Archives nationales*, état de l'abbaye de Saint-Antoine en 1771, sect. administr. S. 4357.

3. *Dernier tableau de Paris, ou récit historique de la Révolution du 10 août 1792*, à Londres chez Elmsly, avril 1794. T. II, p. 211.

princesse de Lamballe fut nommée chef du conseil, et surintendante de la maison de la Reine.

1771. — Nous avons déjà eu occasion de parler d'un état de l'abbaye de Saint-Antoine présenté au Cardinal de Luynes en 1771 (*Archives nationales*, sect. admin. S. 4357). Cet état nous apprend qu'à cette époque l'abbaye était composée de dame Gabrielle-Charlotte de Beauvau, abbesse ; sœur Catherine Robinet, prieure, âgée de 63 ans ; onze religieuses, sept sœurs converses, deux postulantes, trois religieux, Directeur procureur et chapelain, vingt domestiques (un portier, un laquais à Madame l'abbesse, un frotteur, le domestique du procureur, un sacristain, un charetier, six jardiniers, deux tourrières, deux jardinières, deux filles de cuisine et deux filles de basse-cour). Il y avait dans l'abbaye vingt-quatre appartemens pour grandes pensionnaires, qui produiroient estant tous remplis la somme de 18.000 livres, mais comme il y en a quelquefois de vacquants, on ne peut les porter année commune qu'à 15.000 livres. Cet état nous donne encore quelques détails sur l'existence des religieuses : l'exactitude à leur règle, l'office du chœur, et leurs emplois particuliers remplissent la journée des religieuses, de 4 heures du matin à 8 heures du soir. Elles se sont dans tous les temps livrées à l'éducation des jeunes pensionnaires que les personnes de la plus grande distinction leur ont confiées ; elles n'ont cessé cet exercice utile à l'Etat qu'en 1764 lors de la reconstruction presque totale de leur abbaye ; elles ont toujours été et sont encore dans l'intention de le reprendre.

1774. — Le 10 janvier 1774 les religieuses de Saint-Antoine vendirent la terre du Plessis-Saint-Antoine (1).

1776. — Les religieuses de Saint-Antoine adressèrent au roi, à cette époque, un mémoire (2) pour solliciter l'établissement d'un marché dans un marais de dix arpents situé à l'Ouest de leur enclos et dans une partie de cet enclos. Nous avons déjà résumé ce mémoire dans le chapitre III, page 41. Le marché devait avoir une forme ronde de 40 toises de diamètre.

Le 27 avril 1776 les religieuses de Saint-Antoine vendirent à M. Chomel de Sériville, avocat au Parlement, les terrains nécessaires à l'établissement du marché dont elles avaient sollicité l'ouverture auprès

1. *Archives nationales*, sect. admin. S. 4358-59[A].
2. *Archives nationales*, sect. admin. S 4357.

du roi (1). 13.740 toises de superficie furent vendues moyennant la somme de 294.840 livres; sur cette somme 60.000 livres devaient être payées au sieur Lenoir, architecte, et 74.963 livres 15 sols, 4 deniers au sieur Goupy, architecte.

1777. — Des lettres patentes, données à Versailles le 17 février 1777 et enregistrées au parlement le 27 août de la même année, approuvèrent le contrat de vente du 27 avril 1776 au sieur Chomel de Sériville (2). Ces lettres contenaient en outre certaines clauses que nous allons énumérer. La ville de Paris devra établir à ses frais une fontaine sur le marché et paver la place du marché. L'enlèvement des boues et le fournissement des lanternes et réverbères seront faits aux frais du roi. Les religieuses ne pourront tirer aucune rétribution des marchands qui étaleront et se placeront sur le pavé du marché. Les fermiers feront remise de la moitié des droits d'amortissement et, sur l'autre moitié, un quart desdits droits restera à la charge du roi; en sorte que les religieuses ne paieront qu'un quart des droits d'amortissement.

Il existe aux *Archives nationales* différents plans relatifs à l'établissement de ce marché. En 1775, Lenoir avait déjà présenté un « Plan d'un nouveau marché et rues adjacentes à construire sur un terrain appartenant à l'Abbaye royale St-Antoine » (Archives, Seine, 3e cl. 15[2]) ; mais ce plan ne fut pas exécuté et il subit quelques modifications: les cinq rues portaient les noms de Turgot, la Michaudière, Beauvau, Albert, le dernier nom est illisible. Deux autres plans intéressants sont aux Archives; l'un (Seine, 3e cl., no 15[4]) comprend les lotissements autour du marché avec la contenance de chaque lot et le nom des acquéreurs; le second (Seine, 3e cl., no 15[3]) est un « plan de masse du marché St-Antoine, pour faciliter l'indication des places sur le carreau »; nous voyons sur ce dernier plan que, chaque pavillon contenant dix places, le marché entier était composé de quarante places. Les Archives possèdent un dernier plan (Seine, 3e cl., 15[1]) signé de Lenoir Leromain et fort intéressant; c'est un « Plan général du faubourg St-Antoine où l'on voit où sera placé le nouveau Marché projetté sur un terrein appartenante à l'Abbaye Royale St-Antoine »; ce plan contient le projet de deux rues qui, prolongeant les rues Lenoir et d'Aligre, auraient tracé une large voie allant

1. *Archives nationales*, sect. admin. S 4357.
2. *Archives nationales*, sect. admin. S 4357.

en ligne droite de la rue de la Rapée jusqu'à la rue Saint-Bernard en coupant par le milieu du nouveau marché; entre la rue Saint-Bernard et la rue du Faubourg-Saint-Antoine, cette large voie traversait un emplacement carré où Lenoir voulait reconstruire l'église Sainte-Marguerite.

Il existe à la Bibliothèque de la Ville de Paris un autre plan imprimé et gravé, relatif à l'établissement du marché. Il a pour titre : « Plan général des terreins faisant bordure du Nouveau Marché de l'Abbaye Royale St-Antoine Faubourg St-Antoine et les Cinq rues adjacentes ; A vendre par Portion, avec toute facilité pour les Acquéreurs. Il faudra s'addresser à M^r^ Le Noir architecte Faubourg St-Denis, Maison de M^rs^ St-Lazare, ou sur ledit lieu à M. Denis Le Noir. Observations : les deux corps de Bâtiments des Halles sont actuellement Elevés; une partie de la place pavée, et on espère que la totalité du pavé tant de la place, que des rues adjacentes sera parachevée dans le courant du mois de May prochain. » Ce plan ne porte aucune date ; les cinq rues nouvelles portent les noms de rue Le Noir, de Coté, Trouvé, d'Aligre et Beauvau.

L'*Almanach dauphin ou Tablettes royales du vrai mérite des artistes célèbres et d'indication générale pour l'année* 1777, nous fait connaître que les jeunes Demoiselles pensionnaires à l'abbaye de Saint-Antoine, y apprennent à lire, écrire, broder, la danse, la musique, et tout ce qui fait partie d'une éducation distinguée. Les dames qui veulent mener une vie privée sont également admises à Saint-Antoine, et jouissent de la liberté de sortir lorsqu'il leur plaît. »

1781. — Le 7 juillet 1781, le Parlement rendit un arrêt (*Archives nationales*, sect. admin. S. 4357) ordonnant que les marchands de comestibles ne pourront les vendre que dans le marché de l'abbaye Saint-Antoine ; il leur est fait défense de débiter leurs denrées dans des allées ou portes cochères.

1782. — Le Sieur Aubin et sa femme, fruitiers, ayant contrevenu à l'arrêt du parlement du 7 juillet 1781, furent condamnés le 31 janvier 1782 à 50 livres d'amende et aux dépens ; la même condamnation fut prononcée, pour le même motif, le 23 février, contre Leuillier, faïancier et Lucie et sa femme, fruitiers.

1785. — Le 17 octobre 1785 eut lieu une procession des esclaves rachetés par les Mathurins qui vinrent les chercher, comme en 1720 et 1725, à l'abbaye de Saint-Antoine, pour les conduire à Notre-Dame.

Une très curieuse vue d'optique coloriée, achetée à la vente de la collection de M. A. Bonnardot par la Bibliothèque de la Ville de Paris où elle est actuellement conservée, représente cette procession à la sortie de l'abbaye de Saint-Antoine; elle est intitulée : « L'Ordre et la Marche de la procession des Captifs François rachetés par les 2 ordres de la Rédemption sçavoir celui des Chanoines Réguliers de la Sainte Trinité dit Mathurins et celui de Notre Dame de la Mercy sortant de l'Abbaye de St-Antoine pour se rendre en l'Église Cathédrale de Notre Dame de Paris, le 17 octobre 1785 (A Paris, chez J. Chereau, rue St Jacques). » M. H. Bonnardot qui décrit cette estampe dans son ouvrage, page 79, fait remarquer que la porte de l'abbaye consistait en une grille à écusson fleurdelisé avec une couronne décorée d'une croix à son sommet, marques distinctives des abbayes de fondation royale.

1790. — Un décret de l'Assemblée nationale, en date du 13 novembre 1789, avait ordonné que « tous Titulaires de Bénéfices, de quelque nature qu'ils soient, et tous Supérieurs de Maisons et Etablissemens Ecclésiastiques, sans aucunes exceptions, seront tenus de faire, sur papier libre et sans frais, dans deux mois pour tout délai, à compter de la publication dudit décret, pardevant les Juges Royaux ou les Officiers Municipaux des lieux, une déclaration détaillée de tous les Biens mobiliers et immobiliers dépendans desdits bénéfices, maisons et établissemens, ainsi que de leurs revenus, et de fournir, dans le même délai, un état détaillé des charges dont lesdits Biens peuvent être grevés ». En obéissance au Décret de l'Assemblée Nationale M. André Guibout, négociant, demeurant à Paris Grande-Rue du faubourg Saint-Antoine, fondé de la procuration générale et spéciale de Madame Gabrielle-Charlotte de Beauvau-Craon, abbesse de Saint-Antoine-des-Champs, comparut le 28 février 1790 par devant Barthélemi-Jean-Louis Le Couteulx de la Noraye, lieutenant de Maire, au Département du Domaine de la Ville de Paris et fit la déclaration de tous les biens revenus et charges de l'abbaye de Saint-Antoine. Nous avons déjà fait connaître, dans un chapitre précédent, les points principaux de cette déclaration; nous n'y reviendrons pas. Qu'il nous suffise de dire qu'à cette époque l'abbaye de Saint-Antoine était composée de 24 religieuses de Chœur et de 11 sœurs converses; il y avait, de plus, seize domestiques (un domestique de Madame l'Abbesse, deux tourrières, un menuisier qui sert de sacristain, un portier, un jardinier, quatre filles de cuisine, deux filles de basse-cour, une fille pour la salle et trois femmes âgées; l'abbaye était donc composée en 1790 de 56 personnes, y compris le directeur et cinq pensionnaires. Quelques détails peuvent encore nous intéresser dans cette déclaration; nous y trouvons en effet, que les aumônes distribuées par l'abbaye se montaient à 3.000 livres au moins par an et que les honoraires du médecin, M. Tuillier, se montaient à 200 livres; quant aux honoraires du chirurgien, M. Squirot, ils n'étaient que de 150 livres. La déclaration d'André Guibout est conservée aux *Archives Nationales*, sect. admin. S. 4357).

DEUXIÈME PARTIE

Période intermédiaire.

1791. — Une loi du 4 février 1791 transforma l'église abbatiale de Saint-Antoine en église paroissiale du quartier de la Barrière du Trône ; elle devint ainsi l'une des 33 nouvelles paroisses de Paris. Sa circonscription allait de la Barrière du Trône à la Rapée ; de là elle suivait les bords de la Seine jusqu'à la rue des Fossés-Saint-Antoine, et après avoir atteint la place de la Bastille, regagnait la Barrière du Trône, en suivant la rue du Faubourg-Saint-Antoine dans toute sa longueur. « Cette église, dit Jacquemard (1), deviendra une des plus belles paroisses de Paris, en y ajoutant un portail, en supprimant les tribunes, en prolongeant le chœur et le sanctuaire, en ouvrant les bas-côtés, et en ménageant une communication libre avec le reste de l'édifice. M. Mayeur aîné, est le premier curé de Saint-Antoine ».

Un décret de l'Assemblée Constituante, en date du 11 février 1791, supprima définitivement l'abbaye de Saint-Antoine, en même temps qu'un grand nombre d'autres abbayes, collégiales, paroisses et chapelles.

1792. — La princesse de Lamballe, enfermée à la Force, avait été jugée et condamnée par Hébert et L'Huillier dans la matinée du 3 septembre 1792. Au sortir de la salle où on venait de la juger, dans un passage étroit qui mène de la rue Saint-Antoine à la prison et qu'on nomme cul-de-sac des Prêtres, la princesse fut frappée d'un coup de sabre derrière la tête ; elle tomba sur un tas de cadavres où on l'acheva à coups de pique. Son cadavre dépouillé de ses vêtements, fut exposé à la vue et aux insultes de la populace pendant plus de deux heures. « On chargea un canon avec une de ses jam-

1. *Remarques historiques et critiques sur les trente-trois paroisses de Paris, d'après la nouvelle circonscription décrétée par l'Assemblée Nationale, le 4 février* 1791, *par un citoyen de la Section des Lombards*, 1791, page 60.

bes (1). Vers midi, on détermina de lui couper la tête et de la promener dans Paris. Ses autres membres dispersés furent également livrés à une troupe de cannibales qui les traînèrent dans les rues. Sa tête fut portée d'abord à l'Abbaye St-Antoine où elle avait passé quelque temps. On la présenta à Madame de Beauvau ci-devant abbesse de cette abbaye, et l'amie particulière de Madame de Lamballe. De là elle fut portée au Temple. »

Les bâtiments de l'ancienne abbaye reçurent en 1792 une destination spéciale. Ils servirent de magasins pour les subsistances militaires, ainsi qu'il résulte d'un Extrait de la Délibération du 18 Septembre 1792 l'an 4° de la Liberté et le 1er de l'Egalité (*Archives nationales*, sect. admin., S... 4357), que nous allons citer. « La commission de l'administration des biens nationaux autorise le citoyen Devitry, l'un de ses principaux commis, à se transporter sur la section des Quinze-Vingts à l'effet de prier le commissaire de la section, qui y a apposé les scellés, de les reconnoître et lever pour de suite replacer les effets dans un seul ou plusieurs locaux, sur lesquels le même Commissaire pourra réapposer lesd. scellés pour la conservation d'iceux et mettre en possession le citoyen Nodille, inspecteur des subsistances militaires du camp des environs de Paris des lieux composant les ci-devt Couvents de Bellechasse et de l'Abbaye St-Antoine et devant lui servir de magazins. »

1795. — Dans sa séance du ortidi 28 nivôse l'an 3° de la République Française (17 janvier 1795) la Convention nationale décréta la transformation en hôpital de l'ancienne abbaye de Saint-Antoine, sur le rapport de Bô, représentant du peuple au nom du comité des secours publics. Nous donnons le texte de ce décret d'après le *Journal des débats et des décrets* (T. XXVIII, n° 846, p. 393 et suiv.).

« La Convention nationale, après avoir entendu le rapport de ses comités des secours publics et des finances réunis, décrète ce qui suit :

Art. I. — Les ci-devant maisons hospitalières sises à Paris, rue Mouffetard, place de l'Indivisibilité, rue de la Roquette et dans la commune de Mandé, sont supprimées.

II. — Les ci-devant religieuses attachées à ces différentes maisons

1. *Dernier tableau de Paris ou récit historique de la révolution du 10 août 1792*, par J. Peltier, à Londres, 1794, tome II, p. 307.

recevront, à compter du jour de leur suppression, le traitement fixé par les décrets des mois d'octobre 1790 et août 1792.

III. — Les infirmes qui occupent des lits dans les maisons ci-dessus désignées, en y payant pension, ont la faculté d'entrer, aux mêmes conditions, dans un hospice de bienfaisance nationale.

IV. — Les infirmes et indigens traités gratuitement dans les maisons supprimées, seront placés convenablement, suivant leur état d'infirmité, dans les hospices nationaux.

V. — Pour remplacer les hospices supprimés par le présent décret et pour favoriser particulièrement l'évacuation des lits encombrés dans le ci-devant hôtel-dieu, il sera établi deux nouveaux hospices d'humanité, un à la ci-devant maison Beaujon, l'autre dans le bâtiment neuf de l'Abbaye Antoine.

VI. — D'après les localités, l'hospice Beaujon contiendra quatre-vingts lits ; celui de l'abbaye Antoine cent soixante.

VII. — Dans les mêmes vues de bienfaisance, l'hospice Jacques, qui ne contient que quarante lits, sera porté à quatre-vingts.

VIII. — La commission des secours publics se concertera avec celle des domaines nationaux, pour presser l'inventaire du mobilier des maisons supprimées, et se faire remettre les meubles et effets propres au service des hospices d'humanité.

« Le présent décret sera envoyé à la commission des secours publics et à celle des domaines nationaux de Paris. »

Le rapport de Bô fait les curieuses constatations suivantes : « On trouve dans les prétendus hospices le nombre des employés, ainsi que celui des religieuses, supérieur au nombre des malades ; on n'y voit que quelques femmes infirmes, plutôt protégées qu'indigentes, placées à vie, et quelques lits occupés par des malades payant pension... S'il est besoin encore, pendant quelque temps, d'hospices d'humanité, ils doivent être simples, propres, spacieux, bien aérés et ne contenir qu'un certain nombre de lits qui soient toujours dans un rapport physique avec le volume d'air nécessaire à la salubrité des salles.. »

L'hôpital Saint-Antoine était désormais fondé ; il ne s'agissait plus que de l'installer dans les bâtiments de l'ancienne abbaye de Saint-Antoine-des-Champs.

TROISIÈME PARTIE

Histoire de l'hôpital Saint-Antoine.

CHAPITRE PREMIER

INSTALLATION DE L'HOPITAL SAINT ANTOINE.

L'hôpital Saint-Antoine fut installé dans les bâtiments de l'abbaye de Saint-Antoine-des-Champs par Clavareau, architecte des hospices civils. Ces bâtiments ayant été mis, par le décret de la Convention Nationale du 28 nivôse an III, à la disposition de la Commission des Secours publics, celle-ci demanda en effet au sieur Clavareau un rapport sur les mesures à prendre pour une installation rapide de l'hôpital. Le 8 Messidor, an III° de la République Française, Clavareau adressait à la Commission des secours publics le rapport qui lui avait été demandé avec un plan à l'appui. Le rapport est conservé aux *Archives Nationales* (F[15] 257) mais nous n'avons pu retrouver le plan qui y avait été annexé. Nous allons donner les parties les plus intéressantes de ce rapport où le nouvel hôpital est appelé *hospice du faubourg-Saint-Antoine*.

« Pour remplir les vues de la Convention Nationale qui par un décret a ordonné qu'il seroit formé de la ci-devant abbayë Antoine un hospice Capable de recevoir deux cents malades de ce Quartier et pour mettre la Commission des Secours en État d'exécuter ce projet, conformément au désir qu'elle a témoigné de donner à cet Établissement intéressant sous tous les Rapports, non seulement toute l'extension dont il est susceptible par sa localité et par les Accessoires dont il est Entouré dont la Capacité permet dÿ établir au moins Trois cents lits de Malades et de profiter des moyens faciles que la nation a entre les mains, dy joindre les promenades Et l'air qui Est Toujours si nécessaire dans un hospice.

« Je propose à la commission de former sur la rue Antoine une rue qui arrivera en face de l'hospice.

« Pour faire cette Opération il Suffit de démolir deux petites Maisons nationales A qui ne sont pas vendues, ensuite de démolir l'Eglise B qui Servoit au Couvent, laquelle pourroit Être démolie d'après le mode de l'Eglise des Cordeliers, et dont le produit de la Vente Tourneroit au profit de l'hospice.

« Cette démolition procureroit un triple Avantage au gouvernement; 1° elle donneroit à cet hôpital, la direction et l'extension qui lui est nécessaire pour l'air, la Salubrité et sa Sûreté; 2° Lui donneroit par la vente des Matériaux de l'Eglise les moyens de Construire les accessoires indispensables de cet hospice sans puiser de nouveaux fonds au trésor public; 3° Cette Démolition procureroit la ressource de la Vente de plus de Sept cents Toises de Terrein vagues marqué C qui laisseroit aux domaines Nationaux la Supression de cette Eglise qui seroient vendus plus de Quinze Cents mille Livres sans compter la plus valeur qu'acquereroit le Terrein d'une petite Chapelle marqué D qui se trouveroit avoir face sur deux rues et les Terreins sur la Longueur et audevant du Bâtiment de l'hospice qui auroient Également vue sur une nouvelle rue qui Longeroit l'hospice tel que je l'ai indiqué sur le plan.

« Il reste maintenant à répondre à la Commission sur les moyens de donner à cet hospice un Jardin propre à faire un promenoir pour Chaque Sexe.

« Il ne faut pour cela que prendre en avant du Bâtiment côté des marais un espace de Vingt-Sept Toises, ce qui fera que le mur de Clôture se prolongera le long d'une petite allée d'arbres indiqué sur le plan et En retour Suivant la longueur et la largeur désigné sur le plan Accepté par la Convention.

« Par cette disposition Ces Jardins auront Chacun Environ un Arpent...

« On devra donner congé très promptement aux Locataires qui occupent les petits Logements destinés aux Employés de L'Hospice, à la Cuisine, la Pharmacie, Magazins, Buchers, etc...

« A Paris ce 8 Messidor an 3e de la République française, signé Clavareau ». Ce rapport fut approuvé le 14 messidor de la même année par les deux surveillans, Levasseur et Thouvet, dont les signatures sont au bas de la pièce.

Bien que nous n'ayons pas le plan de Clavareau entre les mains il est facile de le reconstituer en nous aidant, d'une part, du dernier plan de l'abbaye, celui de Verniquet, et, d'autre part, du plan le plus ancien de l'hôpital dressé en 1820 et que nous avons fait reproduire. La rue que Clavareau propose d'ouvrir est évidemment la petite place qui se trouve encore aujourd'hui devant la porte d'entrée de l'hôpital et qui porte le nom de place de l'hôpital Saint-Antoine et l'impasse dont l'entrée est encore à gauche de cette place; cette place a été ouverte sur l'emplacement d'une partie de la chapelle Saint-Pierre et de deux petites maisons situées à l'ouest de cette chapelle et louées autrefois par l'abbaye à différents particuliers. Quant aux deux promenoirs ou jardins destinés, l'un aux hommes, l'autre aux femmes, le plan de 1820 les représente si fidèlement qu'il est inutile de les décrire ; ils furent disposés au sud du bâtiment principal dans une partie de l'ancien jardin potager.

Les travaux proposés par Clavareau furent rapidement mis à exécution. L'église abbatiale et la chapelle Saint-Pierre, qui étaient déjà supprimées depuis 1790, furent vendues le 3 vendémiaire an V (24 septembre 1796) et démolies. L'acquéreur de la chapelle Saint-Pierre (1) était obligé par son contrat de livrer sans indemnité un passage de 48 pieds de large sur toute la profondeur de son terrain. Cette clause reçut son exécution peu de temps après; ce passage prit plus tard le nom de place de l'hôpital Saint-Antoine. Une ordonnance royale, en date du 30 avril 1838, a fixé la largeur de cette place à 16 mètres 32 centimètres. Le surplus de l'emplacement de la chapelle Saint-Pierre est occupé aujourd'hui par une maison qui porte le n° 186 sur la rue du Faubourg-Saint-Antoine.

Les autres maisons appartenant à l'abbaye de Saint-Antoine, et situées en bordure de la rue du Faubourg-Saint-Antoine, furent aliénées et de nos jours un marchand de vin est installé à la place où veillait autrefois un des deux portiers de l'abbaye, au n° 170. Les terrains de l'enclos de Saint-Antoine divisés en cinq lots furent également aliénés le 19 messidor an VI (17 juillet 1798) : les rues de Chaligny, de Citeaux, Crozatier et le boulevard Diderot ont été ouverts sur l'emplacement occupé jadis par cet enclos. Par suite de ces diverses aliénations ou démolitions, l'hôpital ne resta plus composé que de trois bâtiments principaux, construits en 1767, par Madame de Beauvau-Craon, dernière abbesse de l'abbaye de Saint-Antoine, et situés, à

1. *Dictionnaire administratif et historique des rues et monuments de Paris*, par Félix et Louis Lazare, 1879, page 142.

l'est, au sud et à l'ouest d'une grande cour, dont l'emplacement provenait en majeure partie de la démolition de l'église. Un quatrième bâtiment situé à l'ouest de cette cour fut conservé : c'était l'aile occupée autrefois par l'abbesse.

Les lits nécessaires pour l'installation des malades avaient été commandés dès la première année et il furent fournis très rapidement. Nous reproduisons les points principaux de la soumission du menuisier chargé d'exécuter ces lits (*Archives nationales*, F[15] 257) : Je soussigné Nicolas-Mathias Renault, menuisier, entrepreneur, rue Hyacinthe, n° 516, m'oblige et m'engage à fournir à l'administration deux cents bois de lit en chêne élité sans neux vicieux ny aubier de six pieds de long sur trois de largeur, à quatre colonnes de six pieds de hauteur... au prix de cinq cents livres chacun... La pièce est datée du 26 fructidor, mais l'année n'est pas mentionnée.

D'autre part, nous trouvons aux Archives (F[15] 257), une lettre, datée du 3 fructidor an 3me de la République française, une et indivisible, par laquelle le citoyen Liard, Blanchisseur de l'hospice du Roule, demande à la Commission des Secours publics l'Entreprise du blanchissage de l'hospice du faubourg Saint-Antoine.

Le logement et le matériel étant assurés, il restait à pourvoir le nouvel hôpital d'un personnel médical, d'un personnel administratif et de domestiques ou infirmiers. Une pièce conservée aux Archives F[15] 270), portant pour titre « Organisation de l'hospice de l'humanité, faubourg Antoine », et datée du 12 brumaire an 4 nous fait connaître les noms des différentes personnes attachées à cet hôpital et les appointements qu'elles recevaient.

Économe, Fay.	3,000 fr.
Contrôleur commis aux entrées, Trudon.	1,800
Médecin, Jacques.	1,800
Chirurgien, Brasdor.	1,800
1er élève interne	1,000
2me élève interne	1,000
Élève externe	1,200
Élève en pharmacie.	1,000
Surveillante de la lingerie, la Cne Leroy, veuve Cousin.	1,800
Ouvrière à la lingerie, la Cne Piplat.	800
Cheftaine, la Cne Métau.	800
Seize infirmières recevant chacune.	300

Sommelier, Faypen	300
Cuisinier —	500
Fille de cuisine, la Cne Geoffrin	300
Trois garçons de service recevant chacun	350
Portier	1,600
Jardinier	1,600
Soit en tout 35 personnes recevant par an une somme totale, de	26.150 fr.

Une autre pièce conservée aux Archives (F[15] 270) complète la précédente au sujet des noms de certains employés. Elle a pour titre : « Fixation provisoire des appointements des Emploiés de l'Hospice de l'Est pour la dernière quinzaine de Germinal et les mois de floréal, prairial et subséquents ».

Emploiés non nourris	Jacques médecin	2,000
	Brasdor chirurgien	2,000
Emploiés nourris	Fay économe	1,500
	Davin élève en chirurgie	600
	Demangeat id.	600
	Letellier id.	»
	Trudon contrôleur	1,000
	Chaveyron commis	800
	Lepin pharmacien	1,000
	Vincent élève	600
	Cousin surveillant	800
	etc.	

On a remarqué sans doute que le nouvel hôpital était désigné sous différents noms dans les diverses pièces que nous avons citées : hospice du faubourg Antoine, hospice de l'humanité, faubourg Antoine, et enfin hospice de l'est. Le nom d'hospice de l'Humanité, appliqué à l'hôpital Saint-Antoine, lui venait probablement de ce qu'il était une sorte d'annexe de l'Hôtel-Dieu appelé alors Grand Hospice d'Humanité. Ce fut le nom d'Hospice de l'est qui prévalut, et pendant toute l'époque révolutionnaire, le nouvel hôpital garda ce nom. Nous rappellerons qu'à la même époque Saint-Louis portait le nom d'hospice du nord; Cochin, celui d'hospice du sud ; Necker, celui d'hospice de l'ouest ; la Charité était l'hospice de l'Unité et la Pitié, l'hospice des Elèves de la patrie.

Nous venons de voir quels étaient les bâtiments et le personnel affectés au nouvel hôpital ; une pièce fort intéressante intitulée : « Service de l'infirmerie » va nous montrer le fonctionnement de ce personnel en l'an 4, c'est-à-dire immédiatement après l'installation de l'hôpital. Cette pièce est conservée aux *Archives nationales* (F. 15 270)

« *Service de l'infirmerie.* »

« Art. 1er. — Les Surveillantes de l'infirmerie se trouveront tous les jours à la visite des officiers de santé....

« Art. 3. — L'économe et les surveillantes visiteront les salles pendant la nuit, afin d'être assurés si les veilleuses remplissent leurs devoirs.

« Art. 4. — Les infirmières seront partagées en 2 classes, les unes seront chargées du service de nuit et les autres du jour.

« Art. 5. — Les Surveilleuses commenceront leur service à sept heures du soir l'hiver, comme l'été, elles ne quitteront les Salles qu'après la visite des officiers de santé.

« Art. 7. — Aussitôt la visite les infirmiers entreront dans les salles et ne pourront en quitter qu'au moment où les veilleuses viendront les remplacer.

« Art. 9. — La visite des officiers de santé commencera en hyver à 7 heures du matin et l'été à 6. Le pharmacien ou son élève, ainsi que l'élève en chyrurgie ne pourront se dispenser d'y assister. L'élève de garde fera le relevé total des aliments nécessaires aux malades et le remettra de suite à l'économe. Il remettra au Contrôleur le tot exacte du nombre des malades.

« Art. 10. — L'élève de garde ne pourra s'absenter. Il visitera chaque malade avant qu'il n'entre dans les salles et aura soin de le renvoyer, s'il est attaqué de gale, etc.... »

On trouvera encore aux *Archives nationales*, sous les côtes F. 15 356 et F. 15 442, des feuilles de visite de brumaire, frimaire et nivose an VIII et des « relevés du journal contenant les Rapports des officiers de Santé en chef sur les alimens et le service journalier de cet hospice envoyés au citoyen ministre de l'intérieur par l'agent de surveillance Gibergues; » ces derniers relevés portent sur l'an 7 et l'an 8. Les médecins s'y plaignent fréquemment de la mauvaise qualité du vin et de la petite quantité du linge mis à la disposition des malades par suite de la difficulté du blanchissage.

Nous résumerons ce chapitre en deux mots ; l'hospice de l'est fut installé en grande partie dans les bâtiments neufs de l'abbaye de Saint-

Antoine ; les anciens bâtiments, l'église et la chapelle Saint-Pierre furent démolis, soit pour donner de l'air, soit pour procurer les fonds nécessaires à la première installation. Quant aux terrains de l'enclos de l'abbaye, ils furent aliénés presque en totalité. L'hospice de l'est avait à sa tête un économe faisant fonctions de directeur ; le personnel médical se composait d'un médecin, d'un chirurgien, de trois élèves en chirurgie dont les fonctions correspondaient à celles des internes actuels, d'un pharmacien et d'un élève en pharmacie. Le nouvel hôpital contenait deux cents lits.

L'hospice de l'est fut ouvert le 4 pluviose an IV ainsi que le constate le registre des entrées déposé aux archives de l'hôpital Saint-Antoine ; le premier jour il n'y eut que huit entrées ; le second il y en eut deux, et le troisième neuf. On ne reçut d'abord que des femmes ; ce ne fut que trois mois plus tard, le 25 germinal, que le premier malade masculin fut reçu à l'hôpital.

Le mois suivant, le 4 floréal an 4, le Ministre de l'Intérieur écrivit aux membres du bureau central (1) pour leur permettre de transporter le petit cimetière intérieur de l'abbaye dans les jardins de Trenelle, rue des Boulets ; il s'échappait, en effet, de ce cimetière, par les temps de chaleur, des émanations pestilentielles provenant des cadavres.

1. *Archives nationales* (F[15], 270.

CHAPITRE II

TRANSFORMATIONS ET AMÉLIORATIONS SUCCESSIVES APPORTÉES A L'HOPITAL SAINT-ANTOINE.

Avant de commencer ce chapitre, qu'on nous permette de regretter que l'Assistance Publique ne fasse pas conserver, dans ses *Archives* les Comptes moraux manuscrits envoyés chaque année par les directeurs d'hôpitaux à l'Administration centrale. Les Comptes moraux contiennent des renseignements très précis et très intéressants sur la gestion de chaque hôpital en particulier et ils fournissent des documents qu'on ne saurait trouver ailleurs. La collection complète des Comptes moraux d'un hôpital serait la meilleure histoire de cet hôpital. Sur une période de plus de 90 ans nous n'avons pu retrouver qu'un seul Compte moral manuscrit, celui de 1815, acheté dans un lot de vieux papiers par la Bibliothèque de la Ville de Paris. Nous en donnerons le résumé plus loin pour bien montrer l'intérêt présenté par les documents de ce genre. Ce chapitre aurait certainement été beaucoup plus complet si nous avions eu entre les mains les Comptes moraux de l'hôpital Saint-Antoine ; pour combler cette lacune nous avons recherché dans les Comptes moraux et financiers imprimés, que l'Assistance Publique a mis à notre disposition, et nous espérons pouvoir donner dans ce chapitre un tableau suffisamment exact de l'hôpital Saint-Antoine aux différentes périodes de son existence.

Nous avons vu que lors de l'installation de l'hôpital, il n'y avait pas de directeur, et que l'économe était chargé, avec un contrôleur commis aux entrées, de l'administration de l'établissement ; mais cette situation ne dura que quelques années et dès l'année 1799 nous trouvons à la tête de l'hôpital un directeur véritable portant le titre d'agent de surveillance.

1803. — Un rapport du citoyen Camus, daté de 1803, cité par M. Bourneville, dans son rapport du 22 mai 1882, nous apprend qu'à cette époque l'église avait été abattue ; la maison conventuelle avait été transformée en salle pour les malades; une partie de l'abbatiale avait été donnée aux employés et aux officiers de santé. « Tout ce que l'on a pu faire en l'an X, dit ce rapport, a été de nettoyer la cour de décombres qui y étaient entassées, et de placer en face du bâtiment principal la porte d'entrée qui était sur le côté, au fond d'un cul-de-sac. La cour a été plantée d'arbres. Un des deux étages du bâtiment conventuel est destiné aux hommes, au nombre de 80, l'autre aux femmes en pareil nombre. Dans l'abbatiale sont placés la lingerie, la pharmacie, le logement de l'agent de surveillance, celui du médecin et autres principaux employés... Les promenoirs ne sont pas distincts, les hommes et les femmes se trouvent souvent réunis dans le cours de la journée. Les personnes employées à Saint-Antoine sont au nombre de 30. »

1804. — Un ouvrage allemand dont nous devons la communication à M. Brièle, archiviste de l'Assistance Publique (*Voyage à Paris et à Londres* par le Dr Joseph Frank, publié à Vienne chez Camesina, 1804) nous donne quelques détails sur l'hôpital Saint-Antoine en l'an 9 et en l'an 10. A cette époque Leclerc, professeur à l'Ecole de Médecine, était médecin de Saint-Antoine. L'hôpital contenait 160 malades des deux sexes, principalement des fiévreux. Les femmes étaient installées au premier étage dans des lits en bois munis de rideaux; les hommes habitaient le second étage, et leurs lits n'avaient point de rideaux. Franck rapporte que le mécontentement était grand parmi les malades par suite du manque de nourriture et de bois. La mortalité était d'environ un mort sur sept malades entrés à l'hôpital; la journée de malade ressortissait à 1f. 65 et le séjour moyen de chaque malade était de 28 jours 1/3; la mortalité et le séjour moyen n'ont guère varié depuis, malgré les progrès incontestables de l'art médical.

1815. — Nous avons, pour la situation de l'hôpital en 1815, un document précieux; c'est le Compte moral manuscrit de cet exercice qui est conservé à la Bibliothèque de la ville de Paris. A cette époque l'hôpital Saint-Antoine était composé, en temps ordinaire, de 250 lits; 80 lits de médecine, 33 de chirurgie et 20 pour les convalescents étaient réservés aux hommes; les femmes avaient 80 lits de médecine, 24 de chirurgie et 13 pour les convalescentes. Le même Compte moral nous apprend que « la nécessité de recevoir des militaires blessés en 1814 et 1815 a porté jusqu'à 300 le nombre des individus admis à la fois, mais alors les lits supplémentaires étaient placés dans une vaste galerie ouverte à l'exposition du nord-est. Il a été même observé que les blessures n'étoient jamais atteintes de la pourriture d'hôpital dans ce corridor ouvert, et que les blessés qui en étoient attaqués dans les salles, en guérissoient promptement dès qu'ils étoient transportés dans la galerie. » Nous remarquerons que parmi les 2318 malades entrés en 1815 à l'hôpital Saint-Antoine il y eut 355 militaires. La durée moyenne du séjour de chaque malade dans l'hôpital avait été de 30 jours 74/100 ; quant aux décès, ils avaient été dans les proportions suivantes : un mort sur 4 malades en médecine et un sur 20 en chirurgie. Le plus grand nombre des décès était dû : 1° à la grande proportion de phthisiques ; 2° à une proportion assez considérable de malades apportés à l'article de la mort. Les domestiques et les couturières avaient fourni le plus fort contingent de malades ; quant aux maladies, les plus communes avaient été : fièvres billeuses ou gastriques (276 cas) ; catarres pulmonaires (127) ; péripneumonies (60) ; péritonites (63) ; rhumatismes articulaires aigus (93) ; ptysie pulmonaire (199). Le prix de la journée qui, en 1814, s'était élevé à 2 fr. 17 était redescendu en 1815 à 1 fr. 99. Un essai intéressant avait été fait en 1815 à l'hôpital Saint-Antoine pour la nourriture des malades ; on avait essayé la gélatine, dont l'emploi, disaient les fournisseurs, devait diminuer des trois quarts la quantité des viandes à mettre dans la marmite et, par suite, produire une économie considérable. L'essai ne réussit pas ; on commença par augmenter la dose de viande et diminuer la dose de gélatine, puis on cessa tout à fait l'usage de cette dernière (1).

Pendant l'année 1815, 600 draps et 700 chemises furent enlevés de l'hôpital Saint-Antoine, pour le service des hôpitaux militaires étrangers. Le personnel de l'hôpital se composait de Bugnon, agent de surveillance, Prat médecin en chef, Képler médecin adjoint, Beauchesne fils chirurgien adjoint (2), de deux internes en médecine Lacombe et

1. La gélatine, en effet, n'est pas un aliment proprement dit ; ce n'est qu'un aliment d'épargne. Lorsqu'elle est ingérée, elle se décompose rapidement et en empêchant l'albumine de se transformer en urée, elle produit un remarquable effet d'épargne. Pour obtenir un bon résultat il faut donc combiner l'emploi de la gélatine avec une alimentation albumineuse.

2. Le rapport constate que M. Beauchesne fils n'est adjoint que de titre : il est de fait chirurgien en chef, M. Thillaye, à qui le Conseil Général en a laissé le titre ne paroît pas à l'hôpital et ne doit pas y paraître.

Latour, d'un interne en chirurgie Barbarin, de deux externes en médecine Paillette et Morage, et de trois externes en chirurgie, Noverre, Picotin et Infroit.

Le pharmacien en chef, ayant donné sa démission et ne devant être remplacé qu'au concours, le sieur Lissagaray, élève en pharmacie, remplissait ces fonctions.

L'aumônier était M. Servant ; quant au service des salles il était assuré par 26 sœurs de l'Ordre de Sainte-Marthe, ayant à leur tête la sœur Saint-Hilaire supérieure. Les sœurs de Sainte-Marthe étaient installées depuis 1811 à l'hôpital Saint-Antoine où elles avaient leur Noviciat. Parmi les améliorations réalisées le Compte moral de 1815 cite : la suppression des fonctions d'économe confiées à la supérieure, la régularité de la comptabilité, très négligée auparavant, l'établissement d'un livre blanc, déposé au bureau de l'agent de surveillance où les médecins et chirurgiens écrivent leurs demandes, observations, plaintes, etc., la réparation de la soufrière destinée à désinfecter les vêtements des malades à leur entrée : l'établissement, hors de l'enceinte de l'hôpital, dans un terrain vague, d'un vaste puisard qui reçoit les eaux de lavage, l'achèvement d'une aile commencée depuis 23 ans, en l'an III, et destinée à recevoir des bains, des douches, une boîte à fumigations et la cuisine, placée actuellement dans les caves. Le même Compte demande qu'on achève l'intérieur du bâtiment précédent, qu'on établisse 6 à 8 baignoires pour les malades externes, qu'on installe une buanderie et que l'on clôture un grand terrain vide appartenant à l'hospice et contigu à son enceinte. Le Compte moral dont nous venons de donner le résumé est signé par M. Pelligot, membre du conseil d'administration, et par M. de la Rochefoucault, membre du Conseil général.

1820. — Nous avons fait reproduire, d'après l'atlas des plans des hôpitaux et hospices civils de la ville de Paris levés en 1820 par ordre du Conseil général d'administration de ces établissements, le plan de l'hôpital Saint-Antoine. Cette planche nous dispensera d'une longue description. A droite et à gauche de l'entrée on a construit des hangards, des magasins et un logement pour le portier. Le bureau de réception, la lingerie, la pharmacie, le logement du directeur et le dépôt des vêtements sont installés dans l'ancien logis abbatial. La cuisine, le réfectoire des employés et les bains occupent l'aile qui réunit l'abbatiale au corps de bâtiment principal. Une salle d'opérations et un dépôt des morts ont été élevés à l'angle d'un terrain vague appartenant à l'hôpital et situé à l'est de ce dernier. Deux murs formant une sorte d'hémicycle avaient été construits dans la cour de l'hôpital en arrière de la porte d'entrée ; le mur situé au nord-est, à gauche par conséquent en pénétrant dans la cour, trace assez bien la limite des bâtiments qui s'adossaient autrefois contre le chevet de l'église abbatiale.

1821. — En 1821 on acheva le bâtiment du nouveau réservoir et on répara le comble du bâtiment principal.

1822. — Un réservoir en tôle fut installé en 1822 dans le bâtiment qui lui était destiné. En 1822 également on commença l'acquisition des lits en fer qui devaient remplacer peu à peu les anciens lits de bois à colonnes.

1825. — Le couvent des sœurs de Sainte-Marthe, pour lequel on avait déjà pris quelques dispositions en 1824, fut définitivement installé dans le bâtiment abbatial. A la suite de cette installation, les anciens dortoirs des Sœurs furent convertis, en 1826, en salles de malades.

1828. — En 1828 l'hôpital Saint-Antoine renfermait 246 lits ; 190 lits étaient affectés au service de la médecine et 56 au service de la chirurgie. Les maladies prédominantes en médecine étaient en 1828 des péripneumonies, des phthisies pulmonaires, des inflammations, des tubercules pulmonaires, etc... Parmi les grandes opérations chirurgicales il faut citer 6 amputations, 37 réductions de fractures, une extraction de corps étranger entré dans l'œsophage, etc... Les consultations gratuites et les pansements avaient toujours lieu, comme les années précédentes, les jeudi et dimanche de chaque semaine ; 30 personnes environ par jour reçurent en 1828 les secours et consultations de la chirurgie, et 60 des consultations médicales. 50 lits en fer vinrent remplacer en 1828 pareil nombre de lits en bois. Trois calorifères en fonte furent installés pour chauffer la salle Sainte-Marie.

1832. — Les nombreuses réparations projetées en 1832 ne purent avoir lieu par suite de la présence du choléra qui nécessita la présence d'un grand nombre d'élèves et d'infirmiers extraordinaires. La mortalité des cholériques fut de 47 0/0. Cette année-là la consommations en farines, viande, vin et comestibles présenta une diminution sensible par suite de la gravité de la maladie prédominante et du régime sévère imposé aux convalescents.

1834. — En 1834 la pharmacie fut installée dans un bâtiment reconstruit en 1829 ; des travaux de menuiserie importants furent nécessités par cette installation. Un service de mères-nourrices malades fut organisé en 1834 à Saint-Antoine pour suppléer à l'insuffisance de celui qui existait depuis longtemps à l'hôpital Cochin. Le nombre des malades admis à Saint-Antoine oscilla dans le courant de cette année entre 218 et 275 ; le minimum des lits occupés eut lieu le 2 janvier et le maximum fut atteint le 25 novembre.

1837. — Une épidémie de grippe ayant sévi à Paris pendant les deux premiers mois de 1837 on fut obligé d'organiser des lits supplémentaires pour recevoir les malades qui se présentaient. — Les lieux d'aisances répandaient dans les salles de malades une fort mauvaise odeur ; on essaya de les assainir au moyen d'un système de ventilation ; l'essai ayant réussi, ce système fut appliqué l'année suivante à toutes les localités de l'établissement.

1838. — On introduisit en 1838, dans le chauffage des bains, une innovation que conseillait l'expérience des établissements particuliers : au fourneau en briques, supportant une vaste chaudière en cuivre, on substitua le système du cuvier en bois, où l'eau est chauffée au moyen d'un fourneau et d'un serpentin placé à l'intérieur même du cuvier en contact direct avec l'eau : ce système devait procurer une économie de combustible et surtout une économie de frais de premier établissement.

1839. — Une augmentation de 84 malades sur le nombre annuel moyen fut constatée à Saint-Antoine, dans le cours de 1839 ; cette augmentation provenait de ce que 5.798 malades avaient été traités en moins à l'hôtel-Dieu par suite des démolitions nécessitées par l'ouverture du nouveau quai. — Une amélioration réelle fut apportée à Saint-Antoine en 1839 ; aux puisards insalubres fut substitué un égoût intérieur destiné à recevoir toutes les eaux de l'hôpital et à les déverser dans l'égoût public. On répara également la Salle d'autopsie qui était dans le plus mauvais état.

1841. — Jusqu'alors on s'était conformé, dans les hôpitaux, à la délibération du conseil du 9 juillet 1806, pour la nourriture des malades ; ces derniers étaient soumis au régime gras ou au régime maigre, à l'exclusion l'un de l'autre, et il n'y avait de différence que pour la quantité et non pour la qualité des aliments. Ce régime alimentaire fut modifié en 1841 ; aux deux régimes précédents on adjoignit un régime alimentaire mixte et l'alimentation des malades pût être variée suivant les phrases de la convalescence. C'était sans aucun doute un très grand progrès.

A cette époque les étudiants fréquentaient peu les hôpitaux et l'administration avait grand peine à recruter un nombre suffisant d'élèves ; une ordonnance du 3 octobre 1841 vint mettre fin à cet état de choses et imposa à tous les élèves de la faculté de médecine l'obligation de faire le service d'externe pendant un an dans les hôpitaux.

1842. — La cour d'entrée fut pavée en 1842. — Cette même année l'administration accorda à Saint-Antoine huit lits d'enfants pour une salle de nourrices.

1843. — Des améliorations nombreuses furent apportées à l'hôpital Saint-Antoine en 1843. La grande galerie couverte du bâtiment principal était restée inoccupée depuis l'installation de l'hôpital, sauf cependant en 1815, époque à laquelle on y avait installé des blessés militaires ; elle fut convertie en 1843, à très peu de frais, en une salle de chirurgie contenant 40 lits. La création de cette nouvelle salle entraîna une augmentation dans le personnel, qui compta, à partir du 1er septembre, trois infirmiers et une infirmière de plus. — Les opérations avaient lieu dans un office attenant aux salles et les pansements se faisaient dans le cabinet de consultation en présence de tous les consultants ; pour obvier aux inconvénients d'un si fâcheux état de choses, on créa une salle spéciale pour les opérations et une autre pour les pansements ; on restaura en même temps les salles de consultation et les bureaux. La salle de bains fut agrandie et l'on pût y installer 14 baignoires au lieu des 7 qui s'y trouvaient auparavant. Enfin une portion de terrain inculte fut défrichée et convertie en jardin potager.

1844. — L'année 1844 vit la réparation du fronton du bâtiment principal, de la fosse mobile du bâtiment situé à l'est, des cheminées du bâtiment abbatial, du logement du portier, etc... — Les portiers vendaient depuis longtemps aux malades les objets dont ceux-ci pouvaient avoir besoin et les prix dépendaient de la volonté du vendeur : pour empêcher des abus possibles, les membres de la commission administrative arrêtèrent la liste et le prix des fournitures à faire aux malades. — Le 28 février 1844 un traitement externe de la teigne fut institué à Saint-Antoine. — L'hôpital Saint-Antoine comprenait en 1844 320 lits.

1845. — L'amélioration la plus importante de 1845 fut la réfection de la buanderie. Celle-ci était mal disposée et en mauvais état ; les bassins étaient trop larges par rapport aux bâtiments. Pour éviter une reconstruction complète qui n'aurait pas coûté moins de 20.000 francs, on refit les bassins et les fourneaux sur un nouveau système et la dépense ne s'éleva qu'à 6.500 francs. Une pièce séparée fut construite pour essanger le linge. La buanderie prit alors un nouvel aspect et répondit aux besoins de l'établissement.

Jusqu'alors les internes et les chefs de clinique avaient donné des leçons cliniques, notamment à leur visite du soir. Des plaintes s'étant élevées, ces leçons furent défendues pour ne pas accroître les souffrances physiques ou morales des malades.

1847. — L'excessive cherté des farines fit monter en 1847 la dépense sur ce chapitre.

Le personnel médical était composé en 1847 de 15 personnes recevant une somme totale de 10.966 fr. 43 ; il y avait 3 médecins recevant 2.658 fr. 99 ; 2 chirurgiens recevant 1.857 fr. 45 ; un pharmacien recevant 1.800 francs et 9 élèves recevant 4.640 fr. 00.

1848. — Le personnel médical et administratif dût déployer un zèle vraiment remarquable pour recevoir, dans les journées de février, 23 blessés, et 71 dans les journées de juin. Malgré l'interruption des communications, rien de ce qui pouvait être nécessaire ne manqua : en aliments, médicaments, linge, approvisionnements de toute nature, les services furent partout assurés. D'ailleurs la population vint en aide à l'administration en apportant aux hôpitaux des objets de literie, du linge et de la charpie.

1849. — La pharmacie installée en 1834, fut restaurée en 1849 et reçut une nouvelle distribution. On construisit également une partie du bâtiment qui devait servir à l'installation d'une étuve et de divers autres services. — L'année 1849 vit la seconde épidémie de choléra qui fut très meurtrière. La mortalité des cholériques s'éleva à 55 0/0.

1850. — Une salle de malades ayant été convertie en promenoir, 30 lits furent supprimés à l'hôpital Saint-Antoine. — On termina cette même année le bâtiment de l'étuve.

1853. — Des appareils de filtrage furent installés pour la première fois à Saint-Antoine en 1853.

Une épidémie de fièvre typhoïde apparut au mois de février ; on lui attribua pour causes le nombre inusité d'ouvriers du bâtiment qui se trouvaient alors à Paris, l'insalubrité des logements garnis, et les grands travaux de terrassement qui commençaient à bouleverser Paris. 36 lits supplémentaires durent être établis à Saint-Antoine lors de cette épidémie. Six mois à peine s'étaient écoulés depuis la cessation de l'épidémie de fièvre typhoïde qu'un nouveau fléau apparût, le choléra. En prévision d'une grande affluence de cholériques, on installa dès le début, dans les réfectoires, 30 lits supplémentaires. La maladie ne prit pas un grand développement et disparut avec les grands froids qui survinrent à la fin de l'année. La mortalité fut moindre qu'en 1832 et en 1849 ; elle ne fut que de 46.53 0/0.

A la demande de l'Impératrice un projet fut conçu d'élever un hôpital d'enfants, comprenant 400 lits, sur un emplacement dépendant de l'hôpital Saint-Antoine et bordé par le boulevard Mazas ; en attendant la construction de cet hôpital (qui ne fut jamais effectuée), on convertit l'hôpital Sainte-Marguerite situé rue de Charenton, en un hôpital d'enfants et on y installa 425 lits ; cet hôpital d'enfants prit le nom d'hôpital Sainte-Eugénie. La privation des 324 lits d'adultes que renfermait auparavant l'hôpital Sainte-Marguerite se fit bientôt sentir ; on fit alors exécuter à l'hôpital Saint-Antoine quelques dispositions dans le but d'augmenter le nombre des lits, tant pour les malades ordinaires que pour les nourrices ; 68 nouveaux lits furent créés à Saint-Antoine ; sur ce nombre 24 avaient été obtenus par le déplacement de la chapelle et 44 par l'agrandissement du quartier des nourrices. Le nombre des lits de l'hôpital Saint-Antoine, qui avait été de 320 pendant les années 1845 à 1849, de 290 pendant les années 1850, 1851 et 1852, et qui en 1853 était retombé à 284, fut augmenté par suite de ces dispositions et s'éleva à 352.

1854. — L'épidémie cholérique reparut au mois de mars et on observa des cas pendant toute l'année. La mortalité fut de 54 0/0.

Les réparations importantes de l'année 1854 furent l'agrandissement du logement des sœurs et la translation de la chapelle dans le bâtiment abbatial.

1855. — Du 15 février au 15 juin 1855 une nouvelle épidémie de fièvre typhoïde survint, mais elle ne nécessita aucune disposition spéciale à Saint-Antoine. Quelques améliorations eurent lieu cette année : établissement de chambres d'élèves, établissement d'une piscine, agrandissement de la salle d'attente et des cabinets de consultation, etc... L'Assistance publique, désirant agrandir Saint-Antoine, acheta en 1855 des terrains voisins de l'hôpital, occupés par des marais, et situés rue du faubourg Saint-Antoine 170, impasse de l'abbaye et boulevard Mazas. Par suite de la décision du jury d'expropriation du 22 octobre 1855, les héritiers Delepine, Dulac, Hebert et les sieurs Béranger et Leyma vendirent à l'Assistance publique 33.556 mètres de terrain moyennant la somme de 423.500 francs.

On commença en 1855 l'acquisition de sommiers élastiques. Un crédit annuel de 1800 fr. fut affecté dans ce but à l'hôpital Saint-Antoine et à la fin de 1860 tous les lits de l'hôpital furent munis de sommiers.

1855. — Nous ne trouvons guère à citer pour l'année 1856 que l'organisation des vaguèmestres qui entrèrent en fonctions le 1er août.

1858. — La diminution sensible du nombre des malades admis en 1858 à Saint-Antoine doit être attribuée presque entièrement au traitement à domicile. Quelques réparations importantes furent exécutées en 1858 : le dallage de la pharmacie fut refait, la cour principale pavée, diverses salles parquetées et des calorifères installés dans le bâtiment de l'horloge. La communauté et la buanderie reçurent aussi quelques réparations.

1859. — En 1859 on commença la construction d'une des deux ailes qui, se détachant des deux extrêmités du bâtiment de l'horloge, se dirigent vers le sud. L'hôpital Saint-Antoine qui, depuis 1843, possédait deux chirurgiens, n'en eut plus qu'un seul pendant les années 1859, 1860, 1861, 1862 et 1863.

1861. — Le nouveau pavillon, commencé en 1859, et dont l'ouverture n'eut lieu qu'en 1861, mit à la disposition des malades, dans l'une des parties les plus populeuses de Paris, 150 lits d'adultes installés dans les meilleures conditions d'hygiène et de salubrité. On profita de cette augmentation pour supprimer 22 lits placés dans les localités défectueuses, ce qui réduisit à 128 le nombre des lits nouveaux de l'hôpital Saint-Antoine.

Par suite de l'importance prise par les services de l'hôpital de Saint-Antoine ce dernier établissement fut élevé en 1861, de la 4e classe à la 3e, et pourvu d'un emploi d'économe ; nous rappellerons qu'il n'y avait plus d'économe à Saint-Antoine depuis 1815, époque à laquelle les fonctions d'économe avaient été confiées à la sœur supérieure.

Ces diverses améliorations eurent pour conséquence certaines dépenses que nous allons relater. La construction du nouveau pavillon avait coûté environ 350.000 francs, dont le paiement fut réparti sur 3 années; il fallut le meubler après l'avoir bâti et cet ameublement ne coûta pas moins de 140.000 francs ; deux nouveaux médecins furent nommés et portèrent à cinq le nombre des médecins de l'hôpital ; le nombre des infirmiers ou infirmières fut également augmenté dans d'assez grandes proportions. Il fallut enfin aménager un logement pour recevoir le nouvel économe.

Au 31 décembre 1861 le matériel de l'hôpital Saint-Antoine se composait de 39 lits en bois, 587 lits en fer, 512 sommiers élastiques et 1274 matelas : il y avait donc de quoi parer à toutes les éventualités.

20.842 consultations gratuites avaient été données pendant l'année 1861 par les médecins et chirurgiens attachés à l'hôpital.

1862. — Un second pavillon de malades, parallèle, symétrique et en tout semblable à celui qui avait été inauguré en 1861, fut commencé en 1862. Le plan publié par Husson en 1862, dans son ouvrage intitulé *Etudes sur les hôpitaux*, représente ce second pavillon. A cette époque l'hôpital était composé : 1° d'un bâtiment situé à droite de la porte d'entrée et dans lequel les bureaux et la salle de consultation étaient installés; 2° d'un autre bâtiment situé au sud-ouest et un peu en arrière du premier ; ce bâtiment qui n'était autre que l'ancien bâtiment abbatial, était occupé par la Communauté des sœurs de Sainte-Marthe et les logements de divers employés ; 3° d'un bâtiment reliant l'ancienne abbatiale au bâtiment de l'horloge et occupé par la pharmacie, etc. ; 4° du grand bâtiment de l'horloge bâti en 1767 par Lenoir et occupé par les différents services médicaux et chirurgicaux ; 5° d'un petit bâtiment qui se détachait du précédent et limitait à l'ouest la grande cour de l'hôpital : dans ce bâtiment étaient installés la cuisine et les bains ; 6° d'un bâtiment situé en arrière et à l'ouest du précédent et où était la buanderie ; 7° enfin, au sud du grand bâtiment de l'horloge, des deux grandes ailes, dont l'une avait été inaugurée en 1861 et dont l'autre était en 1862 en construction.

1863. — En 1863 chaque service de médecine ou de chirurgie fut doté d'une boîte d'autopsie complète. En outre, les services de chirurgie furent munis d'une armoire-vitrine où les instruments étaient rangés sur des tablettes par ordre méthodique ; cette vitrine reposait sur un buffet renfermant les appareils de pansement. Comme complément de ce petit arsenal, les instruments d'un usage courant, le linge à pansement, les attelles, les gouttières, etc. furent disposés sur un chariot roulant qui suivit le chirurgien dans sa visite.

Une modification importante fut apportée dans le coucher des malades. Les deux matelas, du poids de 13 kilogrammes chacun, dont chaque lit était muni, furent remplacés par un matelas unique du poids de 18 kilogrammes placé sur un bon sommier élastique; ce matelas était composé de 13 kilogrammes de laine et 5 kilogrammes de crin.

Par suite d'une décision du Conseil de l'Assistance publique, la pharmacie fut désormais inspectée par l'inspecteur principal de l'Administration, conjointement avec le directeur de la pharmacie centrale.

La construction du second pavillon, commencée en 1862, fut achevée en 1863. Ce bâtiment devait renfermer 150 lits ; mais l'installation de salles de réunion pour les malades, de lavabos et de cabinets d'aisances perfectionnés, ramena à 136 le chiffre exact des nouveaux lits. Les cabinets d'aisance avaient été établis dans les meilleures conditions de propreté, d'après les essais déjà suivis avec succès à Saint-Louis. La construction de ce second pavillon permit de retrancher 10 lits dans une salle où ils étaient trop rapprochés. Cet agrandissement entraîna nécessairement quelques travaux accessoires : ainsi le personnel des gens de service ayant dû être augmenté proportionnellement à celui des malades, il fallut agrandir les dortoirs qui leur étaient affectés, en les appropriant de manière qu'ils pussent contenir 76 lits dans les meilleures conditions d'hygiène. Il fut également nécessaire d'installer plus commodément les réfectoires des élèves internes et externes.

Le périmètre de l'hôpital fut agrandi par l'adjonction de la majeure partie des terrains environnants achetés en 1855 ; il fut en outre clos d'un mur qui l'isola complètement.

107 nouveaux sommiers, 92 lits en fer, 132 couvertures, 132 matelas, 120 oreillers, 16 fauteuils, etc..., durent être achetés en 1863 pour aménager les nouvelles constructions.

1864. — Un emploi de chef mécanicien fut créé en 1864 pour surveiller les foyers de chauffage, calorifères, etc.

Un nouveau service de médecine fut ouvert en 1864, ce qui porta à 6 le nombre des médecins de l'hôpital Saint-Antoine.

Les cabinets d'aisance des anciens bâtiments étaient une cause d'insalubrité notoire; ils furent en 1864 l'objet d'une réfection complète.

Leur nombre fut augmenté et on y posa des appareils Jennings, à fermeture hydraulique.

1865. — Un emploi d'expéditionnaire fut créé à Saint-Antoine en 1865.

Par suite de l'exécution par la ville de Paris, de chaque côté de l'hôpital Saint-Antoine, des rues de Cîteaux et de Chaligny, le Ministre de la guerre acquit, de l'administration de l'Assistance publique, une bande de terrain de 1381 mètres 60 c. qui lui était nécessaire pour isoler la caserne de Reuilly.

L'invasion de l'épidémie cholérique accrut faiblement les dépenses en 1865.

1866. — L'emploi d'économe fut élevé en 1866 de la troisième à la deuxième classe.

Les eaux pluviales et ménagères ne pouvant s'écouler du côté de la rue du faubourg Saint-Antoine, à cause de la différence de niveau, se rendaient en partie dans des puisards. Cet état de choses, qui provoquait de justes plaintes de la part des propriétaires voisins, cessa par suite du percement de la rue de Cîteaux, qui permit de construire des branchements destinés à recueillir les eaux de l'hôpital, et à les déverser dans l'égoût de cette rue. L'amélioration ainsi obtenue fut d'autant plus grande que le système hydraulique, adopté dans les cabinets d'aisances, remplissait rapidement les fosses : celles-ci furent pourvues d'appareils diviseurs et communiquèrent dès lors directement avec les égoûts intérieurs.

A la suite d'un violent ouragan, les toitures de l'hôpital Saint-Antoine furent considérablement endommagées et on dût les refaire.

Des cabinets pour les recherches microscopiques furent installés en 1866 et pourvus de microscopes et des autres appareils nécessaires.

1867. — Un hangar fut établi pour la réception du linge à blanchir.

1868. — L'hôpital Saint-Antoine comptait, en 1868, 427 lits de médecine, 113 de chirurgie, 18 d'accouchements et 36 berceaux, soit en tout 594 lits.

1869. — Le service des morts fut agrandi.

1870. — L'épidémie variolique et le siège de Paris nécessitèrent en 1870 des agrandissements notables à Saint-Antoine. Des tentes d'ambulance furent établies; des lits supplémentaires pour les militaires blessés furent installés ; enfin, huit baraques en bois, renfermant de 20 à 25 malades chacune, furent construites le long de la rue de Chaligny et au milieu des terrains vagues appelés par les internes « la Savane » et situés au sud des bâtiments de l'hôpital. Quelques-unes de ces baraques existent encore aujourd'hui, mais elles sont appelées à disparaître dans un laps de temps rapproché. L'établissement de ces baraques porta le nom de lits à plus de 700.

1874. — Les services rendus par les baraques en bois élevées en 1870 ayant porté l'administration à en décider le maintien, ces baraques furent restaurées en 1874. Cette même année, les égoûts intérieurs de l'hôpital durent être réparés. Un nouveau service de médecine installé à Saint-Antoine en 1874, porta à sept le nombre des médecins de cet hopital.

1875. — Diverses améliorations furent exécutées en 1875 ; la cave fut agrandie, une nouvelle sortie fut établie pour le services des morts, les baraques en bois furent restaurées au moyen d'un lambrissage intérieur, de la peinture des planches et de la construction de caniveaux.

1876. — Le personnel médical se composait, en 1876, de sept médecins recevant un traitement de 10.508 fr. 40, 2 chirurgiens recevant 3.002 fr. 40, un pharmacien recevant 3.501 fr. 20 et 20 élèves recevant 10.967 fr. 10.

Le matériel de l'hôpital se composait d'un lit en bois, 879 lits en fer, 606 sommiers élastiques, 1243 matelas, etc...

1877. — Le 15 décembre 1877, un incendie détruisit quatre pavillons en planches renfermant 81 malades. Les malades purent être sauvés, à l'exception de deux d'entre eux ; mais les baraques, la literie, l'ameublement, etc., furent consumés.

1879. — Le 16 janvier 1879 un « *Rapport sur le projet de reconstruction des services généraux à l'hôpital Saint-Antoine et de construction de nouveaux bâtiments pour les malades dans lesquels sera comprise la fondation Moïana* » fut présenté au conseil de surveillance de l'Assistance publique par M. Lauth, rapporteur. Ce rapport fait les constatations suivantes :

« Le service des bains comprend 7 baignoires pour les hommes et 7 pour les femmes ; elles sont juxtaposées de telle sorte, qu'on ne peut les séparer même par de simples rideaux ; les malades attendent, dans un couloir exposé aux courants d'air, le moment d'entrer aux bains... Il n'y a pas de bains de vapeur; il n'y a pas d'appareils à fumigation, et les appareils d'hydrothérapie sont si défectueux qu'on ne peut guère s'en servir...

« Si des bains nous passons à la buanderie, nous y trouvons des appareils insuffisants comme nombre, détestables comme qualité, établis dans une sorte de hangar marécageux.

« La salle des morts est beaucoup trop petite pour le service de l'hôpital; il en résulte que, fréquemment, il faut placer deux corps côte à côte sur le même banc et sous un seul couvercle ; quelquefois même, les corps, faute de bancs et de couvercles, sont abandonnés sur les dalles, et recouverts seulement d'une toile serpilière.

« La salle d'autopsie est beaucoup trop petite, puisqu'elle ne contient que trois tables pour neuf chefs de service : tout d'ailleurs est aussi mal situé que possible : la proximité de la cuisine et de la boucherie est intolérable.

« Nous ne ferions que nous répéter, si nous passions en revue la pharmacie, le laboratoire, les logements des internes, les bureaux de l'Administration, la cuisine enfin, où l'air fait défaut, où les ustensiles manquent, et où il est superflu de songer à améliorer quoi que ce soit : on ne peut, dans une cuisine construite pour 300 personnes, préparer les aliments de 800 ou 900 administrés ou serviteurs.

« Nous avons enfin, dans un Rapport du 3 mars 1877, appelé l'attention de l'administration sur l'insuffisance de l'alimentation d'eau. Il y a lieu de s'en occuper sans retard ».

Pour remédier à un état de choses que le rapport qualifie de honteux, on proposa :

« 1° La construction à destination d'hôpital d'un long bâtiment pouvant renfermer 360 lits ;

« 2° La construction d'un pavillon spécial destiné à 64 femmes malades ou indigentes ;

« 3° Des services d'isolement pour 16 malades ;

« 4° Un bâtiment spécial pour un service de crèche, avec 25 lits ;

« 5° Un bâtiment d'administration ;

« 6° Et enfin la reconstruction des services généraux.

« Un plan aussi vaste ne pouvait être exécuté dans le périmètre actuel de l'hôpital et avec les seules forces de l'administration. Aussi M. le Directeur a-t-il songé à combiner toutes les ressources dont il pouvait disposer : il a pensé qu'il y aurait lieu de mettre à exécution la volonté de M. Moïana en construisant sur les terrains libres de Saint-Antoine, un pavillon portant son nom, et il a obtenu des héritiers de M. Moïana les autorisations nécessaires. Le legs s'élève à 1.000.000, dont moitié doit servir à la construction d'un pavillon et moitié à l'entretien des lits. L'Administration consacrera 500.000 fr. tant à la construction du pavillon qu'à la part de la fondation dans les dépenses des services généraux, dont elle est évidemment appelée à profiter.

« M. le Directeur propose ensuite de disposer des terrains situés en bordure sur le boulevard Mazas, la rue de Chaligny et la rue Crozatier ; ces terrains loués à des particuliers, peuvent devenir libres à bref délai au moyen de congés donnés en temps utile. La surface totale de l'établissement serait ainsi de 55.000 mètres. »

Nous verrons dans la fin de ce chapitre qu'une faible partie seulement de ce plan grandiose fut mise à exécution.

1880. — Le service des bains et la cuisine furent commencés en 1880 et une somme de 515.926 fr. 23 fut payée sur l'exercice 1880 pour leur reconstruction. Des baraques nouvelles pour varioleux furent également élevées en 1880.

1881. — L'hôpital Saint-Antoine fut laïcisé le 1er août 1881 et les sœurs de Sainte-Marthe qui dirigeaient les services depuis 1811 furent remplacées par des surveillantes laïques. Cette laïcisation se fit d'ailleurs avec une grande facilité, car les sœurs de Sainte-Marthe n'étaient plus en nombre suffisant pour assurer le service régulier des salles et de plus elles n'étaient pas soutenues par l'autorité ecclésiastique en leur qualité de jansénistes. A la suite de cette laïcisation, il fallut créer des logements pour le nouveau personnel laïque ; à cet effet on distribua d'une façon nouvelle le bâtiment de la Communauté et un assez grand nombre de chambres y furent organisées.

En 1881 on procéda à une réfection complète des cabinets d'aisances des salles Magendie, Louis et Dupuytren.

La reconstruction du service des bains et de la cuisine fut continuée et on y affecta une nouvelle somme de 114.266 fr. 63.

1882. — Les internes en médecine étaient à cette époque logés dans le bâtiment de la Communauté ; comme ils y étaient beaucoup trop à l'étroit, on commença en 1882, dans la partie occidentale du jardin du directeur, la construction d'un vaste bâtiment destiné à les loger.

1883. — La construction des nouvelles cuisines fut achevée en 1883; nous en ferons la description dans le chapitre suivant, lorsque nous parlerons de l'état actuel de l'hôpital.

Un mur de clôture fut construit à l'extrémité méridionale de l'enclos de l'hôpital le long du boulevard Diderot et d'une partie des rues de Chaligny et Crozatier. Dans cette même partie de l'hôpital on avait commencé la construction d'un pavillon pour grandes opérations et du pavillon Moïana.

1884. — Le pavillon Moïana (1) n'était pas encore terminé lorsque survint l'épidémie de choléra de 1884 ; cependant en présence du grand nombre de malades, des lits furent installés provisoirement dans les parties habitables de ce pavillon en construction.

L'installation du gaz fut commencée en 1884.

1885. — Le service des bains, dont la construction avait été commencée en 1880, fut inauguré le 16 juillet 1885.

1886. — On continua en 1886 les travaux en cours d'exécution. Au mois d'avril de cette année on inaugura définitivement le pavillon Moïana.

1887. — Le bâtiment des internes en médecine fut inauguré en 1887, ainsi que le pavillon Gosselin pour grandes opérations. Les Comptes moraux imprimés déposés aux Archives de l'Assistance Publique s'arrêtent aujourd'hui à 1887 ; il nous est donc difficile de pousser beaucoup plus loin cette étude des améliorations apportées à l'hôpital Saint-Antoine.

Au 31 décembre 1887, l'hôpital Saint-Antoine possédait 1154 lits en fer, 669 sommiers élastiques, 1510 matelas, 1191 traversins, 1931 oreillers, 1982 couvertures, 11.671 draps, 13.124 alèzes, 12.556 chemises, 7.988 taies d'oreiller, etc... A cette époque 756 lits de malades et 189 lits d'employés devaient être fournis de draps ; 16 draps et 16 alèzes étaient affectés au service de chaque lit de malade et 8 draps seulement étaient affectés au service de chaque lit d'employé.

L'impression des Comptes financiers étant plus avancée que celle des Comptes moraux, nous avons pu y puiser quelques renseignements pour les années 1888 et 1889.

1888. — En 1888, on ouvrit un passage dans l'axe du bâtiment

1. M. Moïana décédé le 27 décembre 1876 avait légué, par son testament, à la ville de Paris, une somme de un million pour la création d'un hôpital.

central. Cette ouverture entraîna la démolition de l'ancienne salle d'opérations qui se trouvait adossée à la façade septentrionale du bâtiment central. Pour remplacer cette dernière on construisit, en arrière du bâtiment central, deux petites salles d'opérations communiquant l'une avec l'aile de gauche et, l'autre avec l'aile de droite.

1889. — Deux baraques mobiles et démontables du système Poitrineau, furent installées dans la partie de l'hôpital située entre le boulevard Diderot et les anciens bâtiments.

Les deux petites salles d'opérations commencées l'année précédente furent inaugurées en 1889.

CHAPITRE III

§ 1. — DESCRIPTION DE L'HOPITAL SAINT-ANTOINE.

Situation topographique. — Superficie. — Description des bâtiments. — Nombre de lits.

L'hôpital Saint-Antoine occupait en 1889 un vaste emplacement de 58.858 mètres carrés 40 c. En 1890 cette surface a été diminuée d'environ 700 mètres carrés par suite de la vente à la Ville de Paris d'un terrain situé rue Chaligny.

La forme générale de cet emplacement est celle d'un rectangle ayant une direction nord-sud. Il est limité au nord par des maisons portant les numéros 170, 172, 172 bis, 174, 176, 178, 180 et 182 de la rue du faubourg Saint-Antoine, par la place de l'hôpital Saint-Antoine, qui n'est qu'une sorte de cul-de-sac s'ouvrant sur la rue du Faubourg Saint-Antoine, par les maisons portant les numéros 186, 188, 190 et 192 de la même rue du faubourg Saint-Antoine et par la maison portant le numéro 21 de la rue Chaligny; il est limité à l'est par la rue Chaligny, au sud par le boulevard Diderot, et à l'ouest par la rue Crozatier, la rue de Citeaux et les immeubles situés dans cette même rue de Citeaux sous les numéros 24, 26, 28, 30, 32, 34, 36, 38 et 40. Son entrée principale est située au fond de la place de l'hôpital Saint-Antoine et porte le numéro 184 de la rue du faubourg Saint-Antoine. Après avoir passé la grille d'entrée on trouve à gauche de cette grille une petite construction occupée par le concierge; à droite et placé symétriquement au logement du concierge est le vestibule d'entrée en arrière duquel est disposée une série de constructions où sont installés les salles de consultation, le bureau des entrées, les cabinets de l'économe et du directeur et le vestiaire des médecins. La salle de consultation est beaucoup trop petite pour l'importance de l'hôpital Saint-Antoine; elle se compose d'une salle d'attente dont l'entrée se trouve sur la place de l'hôpital Saint-Antoine, du cabinet du médecin et du cabinet du chirurgien. Ces constructions sont adossées aux immeubles de la rue du faubourg Saint-Antoine portant les numéros

178, 180 et 182. Contre les immeubles portant les numéros 172, 172 bis, 174 et 176 de la même rue on a bâti l'écurie, l'atelier du menuisier, des magasins et une annexe de la pharmacie ; toutes ces constructions limitent au nord la cour de service. Un hangar limite cette cour vers l'ouest ; enfin au sud de la cour de service est l'ancien bâtiment abbatial ou bâtiment de la Communauté occupé actuellement au rez-de-chaussée par des magasins, la salle de garde des internes en pharmacie, les archives et la bibliothèque des malades (1), la chapelle et le logement du directeur. Le bâtiment de la Communauté est bâti sur caves ; il comprend, outre le rez-de-chaussée, 2 étages et des mansardes où tout le personnel de l'hôpital est logé. Ce bâtiment est le plus ancien de l'hôpital ; on trouve encore dans quelques-unes de ses pièces de beaux parquets dont l'origine remonte au temps de l'abbaye de Saint-Antoine.

A l'est de la cour de service et immédiatement en arrière de l'entrée principale de l'hôpital est une grande cour plantée d'arbres et ornée de massifs de fleurs. Cette cour est limitée au nord par la grille d'entrée et les bureaux des entrées dont nous avons déjà parlé ; à l'ouest par un long corps de bâtiment qui réunit le bâtiment de la Communauté au bâtiment central de l'hôpital ou bâtiment de l'horloge ; au sud par ce bâtiment central ; à l'est par diverses dépendances de l'hôpital. Le grand corps de bâtiment qui réunit la communauté au bâtiment de l'horloge est occupé au rez-de-chaussée par le prolongement du logement du directeur, par la tisanerie, le laboratoire et le magasin de la pharmacie et enfin par la lingerie et son annexe, la salle de pliage et raccommodage ; une sorte de cloître règne tout le long de cette construction, du côté de la cour. Le premier étage est occupé par une salle de malades la salle Nélaton. Ce bâtiment limite à l'est le jardin du directeur qui a été notablement diminué pour permettre la construction du bâtiment des internes.

Le bâtiment central ou bâtiment de l'horloge a été bâti en 1767, par Lenoir ; c'était l'époque où l'on commençait la reconstruction complète de l'abbaye. Cette construction est d'une belle ordonnance architecturale et produit un très bel effet, surtout du côté du midi. On l'avait défiguré autrefois en lui adossant l'amphithéâtre des opérations qui s'avançait au milieu de la grande cour ; mais en 1888 cet

1. La bibliothèque des malades est composée d'environ 4050 volumes.

amphithéâtre a été démoli et le bâtiment a repris le bel aspect qu'il avait autrefois. Le rez-de-chaussée est occupé par deux salles de chirurgie, les salles Dupuytren et Velpeau, séparées par un large vestibule servant de passage, et appelé *le Palais-Royal* dans le langage des habitués de l'hôpital. Chacune de ces salles est divisée en deux parties ; la partie qui est à l'aspect du midi représente les anciens logements de l'abbaye et est encore divisée comme autrefois en quatre petites salles distinctes; la partie qui est à l'aspect du nord n'est autre que l'ancien cloître. A chaque extrémité du bâtiment central est un large escalier conduisant aux étages supérieurs. Le premier étage se compose de deux salles de malades, la salle Louis exposée au midi et la salle Marjolin exposée au nord ; au-dessus de la salle Louis, au deuxième étage, est la salle Magendie ; au-dessus de la salle Marjolin est la salle Axenfeld. Les combles sont occupés à chacune des extrémités du bâtiment par deux petits logements et un réservoir ; les dortoirs des infirmiers et des infirmières y sont également installés.

Du bâtiment central se détache, à l'est, une construction qui était l'amorce de l'aile orientale dans le plan De Lenoir, et qui limite la grande cour vers l'est. Dans ce bâtiment on a installé au rez-de-chaussée le dépôt des vêtements des malades, une pièce où les filles de service apportent le linge sale et qui s'appelle le Change du linge et enfin une petite pièce annexe de la lingerie. Le premier étage est occupé par la salle Andral ; un assez grand nombre de vieillards y étaient traités autrefois ; de là vient le surnom de « *Le Sénat* » appliqué à la salle Andral.

La grande cour est encore limitée à l'est par une petite construction en mauvais état renfermant un grand réservoir d'eau et une pompe à incendie et par un mur de clôture allant du réservoir au logement du concierge.

A l'est des deux derniers bâtiments dont nous venons de parler et qui limitent de ce côté la grande cour, est toute une série de petites constructions adossées aux immeubles n°s 190 et 192 de la rue du faubourg Saint-Antoine. Ce sont, en arrière du réservoir, la matelasserie, la soufrière, le service des morts, qui comprend un vestibule, une salle de repos, et une salle d'autopsie. De l'extrémité de ces constructions se détache, à angle droit, toute une autre série de petits bâtiments, parallèles à la rue de Chaligny, et limitant à l'ouest le champ d'étendage. Ces petits bâtiments sont : un cabinet communiquant avec là salle d'autopsie, le logement du garçon d'amphithéâtre et différentes pièces dépendant de la buanderie (salle de repassage, change du linge pour le personnel, séchoirs, lessive, dépôt du linge sale). Le service de la buanderie est assuré par 4 chaudières à eau chaude, deux séchoirs, une essoreuse et un poêle).

Le champ d'étendage, annexe de la buanderie, est limité à l'ouest par ces constructions, au sud par des constructions semblables ayant la même destination, à l'est par la rue de Chaligny et au nord par l'immeuble n° 21 de la rue de Chaligny. Ce champ d'étendage a une entrée sur la rue de Chaligny et une entrée dans l'hôpital. Tout le linge de l'hôpital n'est pas blanchi à la buanderie. La plus grande partie des draps et alèzes est envoyée à Ivry pour y être blanchie. Au sud du champ d'étendage et des constructions qui le bornent, en bordure de la rue de Chaligny, est le terrain vendu par l'Assistance publique en 1889 à la ville de Paris, qui y a installé une station d'ambulance municipale. Au delà de ce terrain, vers le sud, est le pavillon de désinfection.

Nous avons abandonné la description des bâtiments occupés par les malades pour décrire les différentes annexes qui occupent toute la partie nord-est de l'hôpital. Nous revenons maintenant à cette description et nous allons la terminer. On a construit en 1861 et en 1863 deux ailes symétriques, qui partant des extrémités du bâtiment central se dirigent du nord au sud. Ces deux pavillons forment avec le bâtiment central une sorte de fer à cheval ouvert au sud et occupé par le préau des malades. L'architecture de ces deux ailes rappelle celle du bâtiment central.

Le rez-de-chaussée de l'aile située à l'est ou Pavillon Est, est occupé par les salles Broca et Blandin ; entre les deux salles est un vestibule donnant accès à une petite salle d'opération, bâtie en 1889, dans le préau des malades ; dans ce vestibule se trouve également l'escalier qui conduit aux étages supérieurs ; le premier étage comprend les salles Bichat et Malgaigne ; le deuxième étage comprend les salles Aran et Broussais. L'aile située à l'ouest ou Pavillon Ouest, reproduit fidèlement la disposition de l'aile située à l'est ; au rez-de-chaussée les salles Cruveilhier et Lisfranc, un vestibule et une petite salle d'opérations, au premier étage les salles Barth, Chomel et Chomel accouchement ; au deuxième étage les salles Rostan, Grisolle et Grisolle accouchement. Le préau limité par ces deux ailes est coupé en deux parties égales par une chaussée nouvellement pavée, qui se prolonge jusqu'au pavillon Moïana ; à gauche est le préau des hommes, à droite le préau des femmes.

La chaussée ou avenue Moïana est coupée à angle droit par une grande allée plantée d'arbres qui réunit les deux extrémités méridionales des ailes dont nous venons de parler. Au sud de la grande allée l'avenue Moïana traverse des terrains vagues, appelés autrefois *la Savane* par les internes qui allaient y chasser les chats. Des baraquements occupent cette partie de l'hôpital. Les pavillons Lorain, Damaschino et Littré sont situés à droite de l'avenue Moïana ; les baraques formant le service d'isolement sont situées à gauche de cette avenue, ainsi qu'un dortoir pour les infirmières attachées au service de l'isolement. Les baraquements Damaschino et Littré ont été construits récemment en 1889 ; ce sont des baraques mobiles et démontables, du système Poitrineau ; elles sont construites en bois sur des assises de briques. Chacune d'elles contient 20 lits. Quant au pavillon Lorain il est également construit en bois, mais il date de plus longtemps que les deux baraques précédentes. Le service de l'isolement est formé par trois baraques en bois formant un fer à cheval ouvert au sud, et une quatrième baraque prolongeant celles-ci vers l'est. Ces baraquements, qui ne sont autres que les baraquements de varioleux construits en 1870, sont construits en bois et sont actuellement en fort mauvais état. On y soigne les malades atteints d'érysipèle, de scarlatine et de rougeole. Ce service d'isolement est appelé à disparaître dans un avenir très prochain, et on projette de construire sur son emplacement un service d'accouchement. L'architecte de Saint-Antoine a déjà établi le plan de cette maternité qui ouvrirait directement sur la rue de Chaligny; il estime que la construction en sera décidée cette année et c'est ce qui nous a engagé à indiquer ce projet par des hachures sur le plan de Saint-Antoine que nous avons fait reproduire.

L'extrémité méridionale de l'hôpital est séparée, par un mur qui tombe en ruines, des terrains vagues occupés par les baraquements dont nous venons de parler. Cette partie de l'hôpital est occupée par le pavillon Moïana, le pavillon Gosselin et une masure, dernier vestige des constructions qui s'élevaient en bordure du boulevard Diderot avant l'acquisition de ces terrains par l'Assistance Publique.

Le pavillon Moïana est construit parallèlement au bâtiment central de l'hôpital auquel il est relié par l'avenue Moïana pavée tout récemment. Ce pavillon a 500 mètres de superficie ; il comprend un rez-de-chaussée, dont le sol intérieur est à environ un mètre en contre-haut du sol extérieur, un premier étage et des combles, avec deux salles en ailes à chaque étage. Il est construit en pierre et briques, et l'aspect général en est élégant. Au rez-de-chaussée sont les salles Béhier et Bazin contenant 40 lits; au 1er étage les salles Moïana et Vulpian ; la salle Vulpian est une crèche composée de 20 lits et de 20 berceaux ; au second étage, sous les combles, on a disposé 7 chambres d'isolement contenant chacune un lit, et les logements du personnel.

Le pavillon Gosselin ou pavillon des grandes opérations occupe l'angle sud-est de l'enclos de l'hôpital. Il est composé d'un corridor central sur lequel s'ouvrent de chaque côté 7 pièces (salle d'opération, laboratoire, dortoir des filles de service, 6 chambres, bains, cuisine et logement de la surveillante). Au nord du pavillon Gosselin des jardins s'étendent tout le long du mur de clôture de la rue de Chaligny jusqu'à la grande allée. Au point où ils se terminent on a élevé des baraquements en bois pour le serrurier, le menuisier et le plombier.

Il nous reste à décrire les bains, la cuisine et le bâtiment des internes. Nous laisserons de côté les bains et le bâtiment des internes qui feront l'objet de paragraphes spéciaux.

La cuisine est située à l'ouest, le long du mur de clôture de l'hôpital ; elle est adossée à l'école de filles située au n° 26 de la rue de Cîteaux. L'entrée de la cuisine est placée juste dans l'axe de la grande allée. L'entrée donne dans une grande salle carrée qui est la salle de distribution des aliments. A gauche sont disposées la paneterie, la salle de distribution du vin, une grande salle où se fait l'épluchage des légumes, la boucherie, et deux salles où sont déposés les légumes frais et les légumes secs. A droite de la salle de distribution sont la salle des conserves, le cylindre et un grand réfectoire. La cuisine proprement dite ne forme qu'une même salle avec la salle de distribution ; au milieu de cette pièce sont disposés deux grands fourneaux à charbon de terre, ayant chacun deux foyers ; l'un pour les fours, l'autre pour six marmites. Ce double fourneau est indispensable pour assurer un service régulier en cas de réparations.

Nous en aurons fini avec la description de l'hôpital Saint-Antoine lorsque nous aurons dit que chaque service de médecine ou de chirurgie y possède son laboratoire.

Le nombre de lits réglementaire est pour l'hôpital Saint-Antoine de 816 se décomposant ainsi : 578 pour la médecine, 140 pour la chirurgie, 72 pour les maladies contagieuses et 26 berceaux.

§ 2. — *Logement des internes.*

Pendant longtemps une partie des internes en médecine fut logée à l'hôpital Saint-Antoine. Mais peu à peu, par suite de l'agrandissement de l'établissement et partant du nombre des sous-employés, on dut donner à ceux-ci les logements des internes qui tous, en 1882, au moment où M. Bourneville déposait son rapport, recevaient une indemnité de logement de 600 francs et logeaient en ville. Cette situation offrait de nombreux inconvénients et il arrivait fréquemment que, dans des cas urgents, l'interne de garde livré à ses seules ressources ne pouvait pas intervenir efficacement. De plus la visite du soir n'était pas faite très régulièrement par les internes qui devaient venir exprès à l'hôpital pour la faire. Pour obvier à ces inconvénients on résolut de bâtir un logement spécial pour les internes de Saint-Antoine, et M. Bourneville présenta, dans un rapport du 22 mai 1882, un projet de construction qui fut exécuté. Nous empruntons à ce rapport les détails que nous donnons dans ce chapitre sur cette construction.

Le bâtiment devait être affecté aux internes en médecine seuls. On l'édifia dans la seconde cour latérale de l'hôpital ou plutôt dans le jardin du directeur, à quelques mètres du mur séparatif des propriétés de la rue de Citeaux. Le bâtiment, dans le projet primitif, devait se composer d'un rez-de-chaussée élevé sur caves, d'un étage et d'un comble. Sa longueur devait être de 50 mètres et sa largeur de 9 mètres. Le rez-de-chaussée devait comprendre sept chambres d'internes et le premier étage dix, mesurant chacune 3,75 sur 4,80. Le rez-de-chaussée renfermait, de plus, une salle à manger commune de 6 mètres sur 8, et une cuisine. Il y avait, en outre, au rez-de-chaussée et au premier étage, un cabinet d'aisances et un cabinet de débarras. L'escalier occupait le centre du bâtiment et donnait accès à un couoir desservant toutes les chambres. Les fondations devaient être exécutées en béton, le soubassement en meulière rocaillée; la façade en moellon piqué, et la couverture en tuiles plates de Bourgogne, avec gouttières en zinc. Ce projet fut mis à exécution mais on y apporta auparavant quelques modifications. Le bâtiment, qui n'avait qu'un étage dans le projet primitif, en eut deux; de plus sa longueur fut augmentée et portée à 62 mètres par suite de dispositions intérieures nouvelles. Chaque logement d'interne fut composé d'un petit cabinet de travail et d'une chambre à coucher. Actuellement, le rez-de-chaussée comprend la salle de garde, la bibliothèque, la salle à manger, la cuisine et quatre logements d'internes. Le premier étage est tout entier occupé par des logements d'internes; au second étage se trouvent, outre les internes, quatre logements occupés par des employés. Le bâtiment des internes fut inauguré en 1887. Il est séparé du jardin du directeur par un chemin de 5 à 6 mètres de largeur.

La bibliothèque qui contenait 750 volumes à la fin de 1881 s'est enrichie de divers legs et d'une subvention municipale.

§ 3. — *Service des bains.*

Le 4 décembre 1880, M. Levraud déposa un rapport sur la reconstruction des bains et de la cuisine. M. Bourneville, dans son rapport du 22 mai 1882, rappela les principaux articles de ce projet, qui fut exécuté peu de temps après. Notre description va se baser sur ce dernier rapport, tout en tenant compte des modifications qui ont été apportées au projet primitif dans la construction.

Le service des bains est externe et interne; c'est dire qu'il communique d'un côté avec la rue de Citeaux et, de l'autre côté, avec l'intérieur de l'hôpital. Le bâtiment affecte une forme rectangulaire avec cour centrale entourée d'une galerie couverte. Les malades externes entrent par la rue de Citeaux dans une vaste salle d'attente donnant accès, par la galerie couverte, à deux longues salles de bains renfermant chacune 26 baignoires de zinc, soit 52 baignoires pour les deux sexes. Chaque baignoire est séparée de ses voisines et du couloir central par des rideaux; les baignoires placées deux par deux sont trop rapprochées et c'est à peine si le rideau peut passer entre les deux. Un autre reproche qu'on peut adresser à ce service des bains c'est qu'il n'y a pas de salle ni même de baignoires affectées aux bains spéciaux. A l'extrémité orientale de chaque salle de bains on a réservé deux baignoires placées dans des cabinets pour le service du personnel, ce qui porte à 56 le nombre des baignoires. Des cabinets d'aisance complètent cette installation. Le corps de bâtiment situé à l'est, du côté de l'hôpital, renferme les machines et un service complet de douches (jet de lance, douches, cercles, etc.) ; des déshabilloirs, des lits de repos, des cabinets de surveillance et de débarras complètent ce service. Des bains de vapeur et des fumigations sont également donnés à Saint-Antoine. Enfin on a tout récemment installé, dans le couloir qui fait communiquer la galerie centrale avec l'intérieur de l'hôpital, une machine à air comprimé, qui était auparavant à l'hôpital Beaujon.

Le nouveau service des bains a été ouvert le 16 juillet 1885. Il rend les plus grands services et les autres hôpitaux parisiens, Saint-Louis, Lariboisière, la Pitié, etc... lui envoient de nombreux malades.

Le chauffage actuel des bains est assuré par deux chaudières à eau chaude, un générateur à vapeur, trois fournaux à broise, quatre poêles et deux fourneaux à fumigations.

CHAPITRE IV

SERVICE INTÉRIEUR. EMPLOI DE LA JOURNÉE.

Le service intérieur de l'hôpital Saint-Antoine est à peu près le même que dans les autres hôpitaux. A 5 heures du matin, les infirmiers et infirmières de jour arrivent et s'occupent des différents soins de propreté des salles ; elles balaient, changent le linge, etc... A 6 heures les surveillantes font leur entrée dans les salles et procèdent à la distribution de la soupe, au change du linge, etc... Ces diverses opérations se continuent jusqu'à la visite des chefs de service, médecins ou chirurgiens. A 10 heures a lieu, à la cuisine, la distribution du déjeûner ; mais cette distribution ne se fait dans les salles, aux malades, qu'après la fin de la visite du chef. Après la visite, les malades convalescents se lèvent et peuvent aller se promener dans le préau. Le déjeûner des infirmiers et infirmières a lieu en deux fois à 11 h. 1/2 et à midi. A midi, les infirmiers ou infirmières qui ont veillé la nuit précédente vont se reposer. A 4 heures du soir, le dîner est distribué à la cuisine et immédiatement après aux malades. Ceux-ci se couchent à la nuit tombante. Dans la soirée, chaque interne fait la contre-visite dans ses salles respectives. Les surveillantes quittent leur service soit à 6 heures du soir, soit à 8 heures; celle qui reste jusqu'à 8 heures est chargée de la surveillance du service voisin dont la surveillante est partie à 6 heures ; il existe ainsi entre elles une sorte de roulement.

Les malades et les employés portent à Saint-Antoine le même costume que dans tous les hôpitaux dépendant de l'Assistance Publique ; nous n'en parlerons donc pas.

CHAPITRE V

NOMS DES MÉDECINS ET CHIRURGIENS AVEC LES NOMS DES SALLES OU SE TROUVE LEUR SERVICE

Chirurgiens	M. Monod.	Salles Blandin et Broca H. Salle Cruveilhier F.
	M. Blum.	Salles Dupuytren et Velpeau H. Salle Lisfranc F.
	Le pavillon Gosselin est placé sous la direction des 2 chirurgiens.	
Médecins	M. le Pr Hayem	Salles Béhier et Bazin H. Salle Moïana F. Salles Vulpian (Crèche).
	M. Tapret.	Salles Bichat et Malgaigne H. Salle Chomel F. Salle Chomel, accouchement.
	M. Ballet.	Salle Aran et Broussais H. Salle Rostan. F.
	M. Merklen	Salle Axenfeld H. Salles Roux et Corvisard F.
	M. Gingeot	Salle Marjolin H. Salle Nélaton F.
	M. Letulle	Salles Louis et Andral H. Salle Barth F.
	M. Hanot	Salle Magendie H. Salle Grisolle F. Salle Grisolle, accouchement.
	M. Brissaud	Pavillons Damaschino et Littré H. Pavillon Lorain F.
	Le service des maladies contagieuses (rougeole, scarlatine, érysipèle) est confié successivement pendant trois mois à chacun des chefs de service de médecine.	

CHAPITRE VI

PERSONNEL.

Les différents services de l'hôpital Saint-Antoine sont assurés par un personnel nombreux qui se décompose ainsi qu'il suit :

Personnel médical

- 8 médecins.
- 2 chirurgiens.
- 14 internes.
- 2 internes provisoires.
- 49 externes.
- un pharmacien.
- 10 internes en pharmacie.

Personnel administratif

- un directeur.
- un économe.
- un commis-rédacteur.
- deux commis expéditionnaires.
- un garçon de bureau.
- un commissionnaire.

Personnel proprement dit.

- 9 surveillants et surveillantes de 2e classe.
- 22 sous-surveillants et sous-surveillantes de 2e classe
- un garçon d'amphithéâtre.
- 14 suppléants et suppléantes.
- 16 premiers infirmiers et premières infirmières.
- 12 infirmiers et infirmières de 1re classe.
- 75 infirmiers et infirmières de 2e classe.
- 13 garçons et filles de service de 1re classe.
- 12 garçons et filles de service de 2e classe.

Personnel professionnel permanent.

- un chef de cuisine.
- un chauffeur.
- un gazier.
- un charretier.

Personnel à la journée

- un menuisier.
- un plombier.
- un serrurier.
- un peintre.
- un jardinier.
- un aide-jardinier.
- 2 éplucheuses.
- 2 chauffeurs.
- 10 lingères.
- un buandier chauffeur.
- 2 buandiers.
- 36 buandières.

CHAPITRE VII

CONSULTATIONS EXTERNES.

Les consultations externes sont faites à l'hôpital Saint-Antoine tous les jours, sauf le dimanche, par les médecins et chirurgiens attachés à l'établissement. Tous les jours de la semaine a lieu une consultation de médecine et une consultation de chirurgie.

Les consultations de chirurgie sont faites par M. le Dr Monod les lundi, mercredi et vendredi; les autres jours de la semaine, c'est-à-dire les mardi, jeudi et samedi elles sont faites par M. le Dr Blum.

Les consultations de médecine sont faites le lundi par M. le Dr Hayem, le mardi par MM. les Drs Hanot et Ballet, le mercredi par M. le Dr Tapret, le jeudi par M. le Dr Letulle, le vendredi par M. le Dr Gingeot, et le samedi par MM. les Drs Merklen et Brissaud.

En 1890, 15.587 consultations ont été données par les chirurgiens de Saint-Antoine et 30.614 par les médecins. Ces nombres se décomposent ainsi pour chaque mois.

	Médecine	Chirurgie.
Janvier. . . .	5.257	1.349
Février. . . .	2.320	1.154
Mars.	2.220	1.242
Avril.	2.147	1.293
Mai	2.229	1.283
Juin	2.201	1.266
Juillet	2.115	1.141
Août.	2.320	1.184
Septembre. .	2.518	1.298
Octobre . . .	2.222	1.345
Novembre . .	2.222	1.290
Décembre . .	2.843	1.742

En dehors des consultations qui se donnent dans le local spécial situé près de la porte de l'hôpital, des malades externes viennent se faire examiner dans les salles. Des examens au spéculum ont lieu le lundi dans le service de M. Merklen, le mardi dans le service de M. Tapret, le mercredi dans le service de M. Hayem, le jeudi dans le service de M. Hanot, le vendredi dans le service de M. Ballet, le samedi dans le service de M. Letulle. Un examen au laryngoscope a lieu le lundi dans le service de M. Tapret.

CHAPITRE VIII

ENTRÉES

Années	Malades existant le 1er janvier	Malades entrés		Malades sortis ou guéris		Morts		Mortalité		Mortalité moyenne	Malades restant le 31 décembre
		En méd.	En chir.	Médecine	Chirurgie	Médecine	Chirurgie	Médecine	Chirurgie		
An XI	139	1.785		1.448		419		—		1 sur 4,45	57
1810	199	2.180		1.791		406		—		5,85	182
1815	216	1.568	750	1.184	718	388	37	4,05	20,41	5,47	207
1820	235	2.821		2.320		479		—		—	257
1825	208	3.046		2.589		492		—		13,67	173
1830	242	2.631		2.234		398		—		7,21	241
1835	243	3.518		3.066		422		—		8,91	273
1840	255	2.746	723	2.333	674	402	43	7,34	17,98	8,37	272
1845	321	3.496	1.237	3.119	1.202	399	42	9,52	31,81	11,41	292
1850	248	3.690	908	3.375	868	310	49	11,89	18,71	12,68	244
1855	311	4.949	813	4.334	758	648	58	7,66	13,93	8,18	275
1860	308	4.791	1.044	4.256	973	540	59	8,82	17,20	9,65	315
1865	556	8.315	1.693	7.138	1.540	1.178	139	7,02	11,72	7,52	519
1870	515	8.612	1.825	7.140	1.477	1.582	261	5,66	6,21	5,49	492
1875	651	6.665	2.167	5.583	2.029	1.061	149	6,22	14,47	7,23	661
1880	657	8.373	2.121	6.902	2.002	1.437	142	5,75	14,69	6,56	668
1885	638	6.653	1.931	5.526	1.798	1.101	133	5,96	14,14	6,84	664
1887	732	8.956	2.625	7.708	2.464	1.244	141	7,11	17,90	8,21	756

Tableau présentant, pour chaque année, le nombre total des malades existant à l'hôpital le 1er janvier au matin; le nombre des malades entrés soit dans les services de médecine, soit dans les services de chirurgie; le nombre, par service, des malades guéris ou sortis de l'hôpital; le nombre des morts, par service; la mortalité moyenne de tous les services réunis et le nombre des malades existant à l'hôpital le 31 décembre au soir.

Nota. — Pour l'an XI, les comptes partent non pas du 1er janvier, mais du 1er vendémiaire, et se terminent le 5e jour complémentaire au soir.

CHAPITRE IX

§ 1. — *Chauffage, éclairage, ventilation, service des eaux.*

Le chauffage des salles se fait par des calorifères placés dans les caves, par des poêles et par des cheminées.

Les salles Dupuytren, Velpeau, Marjolin, Louis, Axenfeld, Magendie, Broca, Blandin, Bichat, Malgaigne, Aran, Broussais, Lisfranc, Cruveilhier, Chomel, Barth, Chomel accouchement, Grisolle, Rostan, Grisolle accouchement, Béhier, Bazin, Moïana et Vulpian sont chauffées au moyen de calorifères. La salle Andral est chauffée par trois poêles de petites dimensions, la salle Roux par un petit poêle, les salles Nélaton et Corvisart également par deux petits poêles chacune. Le pavillon Lorain est chauffé au moyen de deux grands poêles et un troisième de dimensions plus restreintes. Dans le pavillon d'isolement on a disposé cinq grands poêles et quatre petites cheminées ; dans les trois chambres d'isolement sont trois petits poêles. Quant aux cheminées, il en existe sept petites dans les sept chambres de l'isolement de Moïana et quatre dans le pavillon Gosselin.

La ventilation laisse beaucoup à désirer, les tuyaux de ventilation communiquant avec les tuyaux de fumée. Elle est d'ailleurs tout à fait rudimentaire.

L'éclairage se fait au moyen du gaz et de veilleuses.

L'hôpital reçoit 3 sortes d'eaux différentes : de l'eau de source, de l'eau de l'Ourcq et de l'eau de Seine. Les conduites d'eau sont indiquées par des plaques placées à chaque robinet et à chaque arrêt. Il y a dans l'hôpital un grand réservoir d'une contenance de 63 mètres cubes 17, divisé en 3 compartiments ; les deux réservoirs supérieurs reçoivent l'eau de l'Ourcq qui passe ensuite dans le réservoir inférieur. Avant la construction des nouveaux bains et des nouvelles cuisines, les réservoirs supérieurs alimentaient d'eau froide les bains et la cuisine. La buanderie est entièrement desservie par le réservoir inférieur.

Contre l'incendie, l'hôpital possède deux petits réservoirs placés, ainsi que nous l'avons déjà dit, dans les combles, à l'intersection du bâtiment central avec les 2 grandes ailes ; il possède en outre une pompe à incendie.

§ 2. — *Noms des salles, dimensions cubiques de chaque salle et nombre de lits qui y sont installés.*

	Cube d'air	Nombre de lits
Salle Dupuytren	1.574 m. c. 500	} 46 lits
Velpeau	987 m. c. »	
Marjolin	1.183 m. c. »	33
Louis	1.378 m. c. »	} 56
Andral	523 m. c. 800	
Axenfeld	1.191 m. c. »	35
Magendie	1.370 m. c. 500	37
Broca	1.152 m. c. 800	} 44
Blandin	1.152 m. c. 800	
Bichat	1.051 m. c. 750	} 49
Malgaigne	856 m. c. »	
A an	1.051 m. c. 700	} 49
Broussais	856 m. c. »	
Lisfranc	1.152 m. c. 800	24
Cruveilhier	1.152 m. c. 800	22
Chomel	856 m. c. »	24
Barth	856 m. c. »	24
Chomel accouchement (2 salles)	109 m. c. 750	2 lits et 2 berceaux.
Grisolle	856 m. c. »	24
Rostan	856 m. c. »	24
Grisolle accouchement (2 salles)	109 m. c. 750	4 lits et 4 berceaux.
Roux	573 m. c. 450	20
Nélaton	778 m. c. »	20
Corvisart	550 m. c. 500	20
Béhier	680 m. c. »	} 40
Bazin	680 m. c. »	
Moïana	969 m. c. »	20
Vulpian	969 m. c. »	20 lits et 20 berceaux (crèche)
Isolement de Moïana	371 m. c. 250	7
Pavillon des grandes opérations ou pavillon Gosselin	1.150 m. c. 800	4

Baraquements.

Pavillon des érysipélateux	187 m. c. 800	
Pavillon Lorain	862 m. c. 400	30 lits.
Erysipélateux hom.	238 m. c. 700	8 lits.
id. fem.	238 m. c. 700	8 lits.
Scarlatine et rougeole hom.	924 m. c. »	28 lits.
Scarlatine et rougeole fem.	924 m. c. »	28 lits.
Une chambre d'isolem.	90 m. c. 200	ces 3 chambres sont fermées.
id.	90 m. c. 200	
id.	66 m. c. »	

CHAPITRE X

DÉPENSES DE L'HOPITAL

Années	Dépenses ordinaires de l'hôpital	Journées de malades médecine	Journées de malades chirurgie	Séjour moyen médecine	Séjour moyen chirurgie	Prix de la journée	Nombre de lits	Dépense de chaque lit	Dépense moyenne de chaque malade
An XI	94.349 fr. 06	46.520		24 jours $\frac{91}{100}$		2 fr. 03	—	—	50 fr. 56
1810	134.290 84	61.057		27 » $\frac{79}{100}$		2 19	167	804 fr. 12	61 12
1815	152.148 81	76.137		32 » $\frac{74}{100}$		1 99	—	—	—
1820	152.802 74	87.713		31 » $\frac{85}{100}$		1 74	—	—	—
1825	142.345 58	83.092		26 » $\frac{96}{100}$		1 71	228	624 32	46 86
1830	184.063 68	87.647		33,30		2 10	240	766 93	69 93
1835	149.723 91	97.622		27,98		1 53	268	556 43	42 91
1840	171.678 12	78.903	20.483	28.85	28.57	1 72	272	631 17	49 73
1845	210.226 83	79.263	34.271	22.53	27.55	1 85	311	675 97	44 36
1850	186.232 74	72.204	20.776	19.59	22.66	2 »	255	730 32	41 18
1855	255.387 85	95.068	21.434	19.13	26.52	2 19	319	800 59	48 45
1860	248.671 27	93.010	21.550	19.51	21.23	2 17	313	794 48	43 »
1865	485.202 92	165.836	33.684	20.03	20.66	2 42	546	884 99	48 75
1870	574.879 34	162.928	40.144	19.15	24.78	2 83	556	1.033 95	56 76
1875	617.770 14	180.653	57.010	27.38	26.44	2 59	651	948 96	70 57
1880	891.896 29	202.246	54.377	24.43	26.05	3 47	701	1.272 32	86 08
1885	839.162 77	177.600	60.289	27.06	32.05	3 52	652	1.287 05	99 36
1887	864.201 11	224.592	54.970	25.39	21.78	3 09	766	1.128 19	78 01

Tableau présentant, pour chaque année, les dépenses ordinaires de l'hôpital, le nombre des journées de malades, la durée moyenne du séjour de chaque malade à l'hôpital, le prix moyen de la journée d'un malade, le nombre de lits occupés pendant l'année, la dépense de chaque lit et la dépense de chaque malade.

LISTE DES DIRECTEURS, ÉCONOMES, MÉDECINS, CHIRURGIENS ET PHARMACIENS DE L'AN IV A 1891 (SUITE)

Années	Directeurs	Économes	Médecins								Chirurgiens		Pharmaciens
1840	»	....	Kapeler	Guérard	Devergie	....	....	....	....	....	Bérard	Thillaye ch. hono.	Mialhe
1841	»	....	»	»	Piedagnel	....	....	....	....	....	»	»	»
1842	Blandet	....	»	»	»	....	....	....	....	....	»	Malgaigne	Fordos
1843	»	....	»	»	»	....	....	....	....	....	»	»	»
1844	»	....	»	»	»	....	....	....	....	....	»	»	»
1845	»	....	»	»	»	....	....	....	....	....	»	Nélaton	»
1846	»	....	»	Bazin	Grisolle	....	....	....	....	....	»	»	»
1847	Paillard	....	»	»	»	....	....	....	....	....	»	»	»
1848 1849 1850	»	....	»	Beau	»	....	....	....	....	....	Bérard ch. honor.	Chassaignac	»
1851	»	....	»	»	»	....	....	....	....	....	»	»	»
1852	»	....	Kapeler, med. hon.	Monneret	Noël Guéneau de Mussy	Vernois	....	....	....	....	»	»	»
1853	»	....	....	Bouley	»	»	....	....	....	....	»	»	»
1854	»	....	Barthez de Marmorières	Becquerel	Bourdon	....	....	....	....	....	»	Richet	»
1855	»	....	Hérard	Aran	»	....	....	....	....	....	»	»	»
1856	»	....	Oulmont	»	Moutard-Martin	....	....	....	....	....	»	»	»
1857	»	....	Bergeron	»	»	....	....	....	....	....	»	»	»
1858	»	....	»	»	»	....	....	....	....	....	Morel Lavallée	....	Joulie
1859	»	....	Boucher de la Ville-Jossy	»	»	....	....	....	....	....	»	....	»
1860	»	....	»	»	Lasègue	....	....	....	....	....	Jarjavay	....	»
1861	»	....	»		»	....	....	....	....	....	»	....	»
1862	Marx	Francière	»	X. Richard	Bernard	Woillez	Mesnet	....	....	....	»	....	»
1863	»	Robert	»	»	Axenfeld	Goupil	»	....	....	....	»	Béraud	»
1864	»	»	»	»	»	»	»	Lorain	....	....	»	Bauchet	»
1865	»	Martin	»	»	»	Potain	»	»	....	....	Broca	Foucher	»
1866	Matouillot	Chrétien	»	»	»	Millard	»	»	....	....	»	»	»
1867	»	»	Laboulbène	Jaccoud	»	»	»	»	....	....	Dolbeau	Panas	»
1868	»	Bayle	»	Bucquoy	»	»	»	»	....	....	Tillaux	Labbé	»
1869	»	»	Besnier	»	Desnos	Guillot	»	»	....	....	»	»	M. N. Patrouillard
1870	Guy	»	Siredey	Isambert	Gombault	»	»	»	....	....	»	Péan	
1871 1872	»	Paquette	Raynaud	»	»	Cadet de Gassicourt	»	Féréol	....	....	de St Germain	B. Anger	»
1873	»	»	Dumont-Pallier	»	»	»	»	Peter	....	....	Duplay	»	»
1874	»	Labouyrie	»	Paul	Proust	Blachez	»	»	....	....	»	»	»
1875	»	»	»	»	»	Molland	»	»	Brouardel	....	»	»	Lextreit
1876	»	»	Lancereaux	»	»	»	»	»	»	....	Meunier	»	»
1877	»	»	»	»	Ball	Beaumetz	»	Fernet	»	....	Le Dentu	»	»
1878	»	»	»	»	»	»	»	»	»	....	»	»	»
1879	»	»	Cornil	Hayem	Rigal	»	»	»	»	....	Périer	»	»
1880	»	»	»	»	»	»	»	d'Heilly	Duguet	....	»	»	»
1881	Valdruche	»	Dieulafoy	»	Hallopeau	»	»	»	»	....	»	»	»
1882	»	Juge	»	»	»	»	»	»	»	....	»	Terrier	»
1883	»	»	»	»	»	»	»	Sévestre	X. Gouraud	....	»	Delens	»
1884	»	»	»	»	Landrieux	Tenneson	»	»	»	....	»	»	»
1885 1886	»	Guillaume	»	»	»	»	»		»	....	»	»	»
1887 1888	Montagne	Husson	Hanot	»	»	Moutard-Martin	Gingeot	Raymond F. »	Hutinel	Strauss	Monod	Peyrot	»
1889	Joret	»	»	»	»	»	»	»	Tapret	»	»	Marchand	»
1890	Verdavaine	»	»	»	»	Letulle	»	Merklen	»	Brissaud	»	Blum	»
1891	»	»	»	»	Ballet	»	»	»	»	»	»	»	»

CHAPITRE XI

LISTE DES DIRECTEURS, ÉCONOMES, MÉDECINS, CHIRURGIENS ET PHARMACIENS DE L'AN IV A 1891

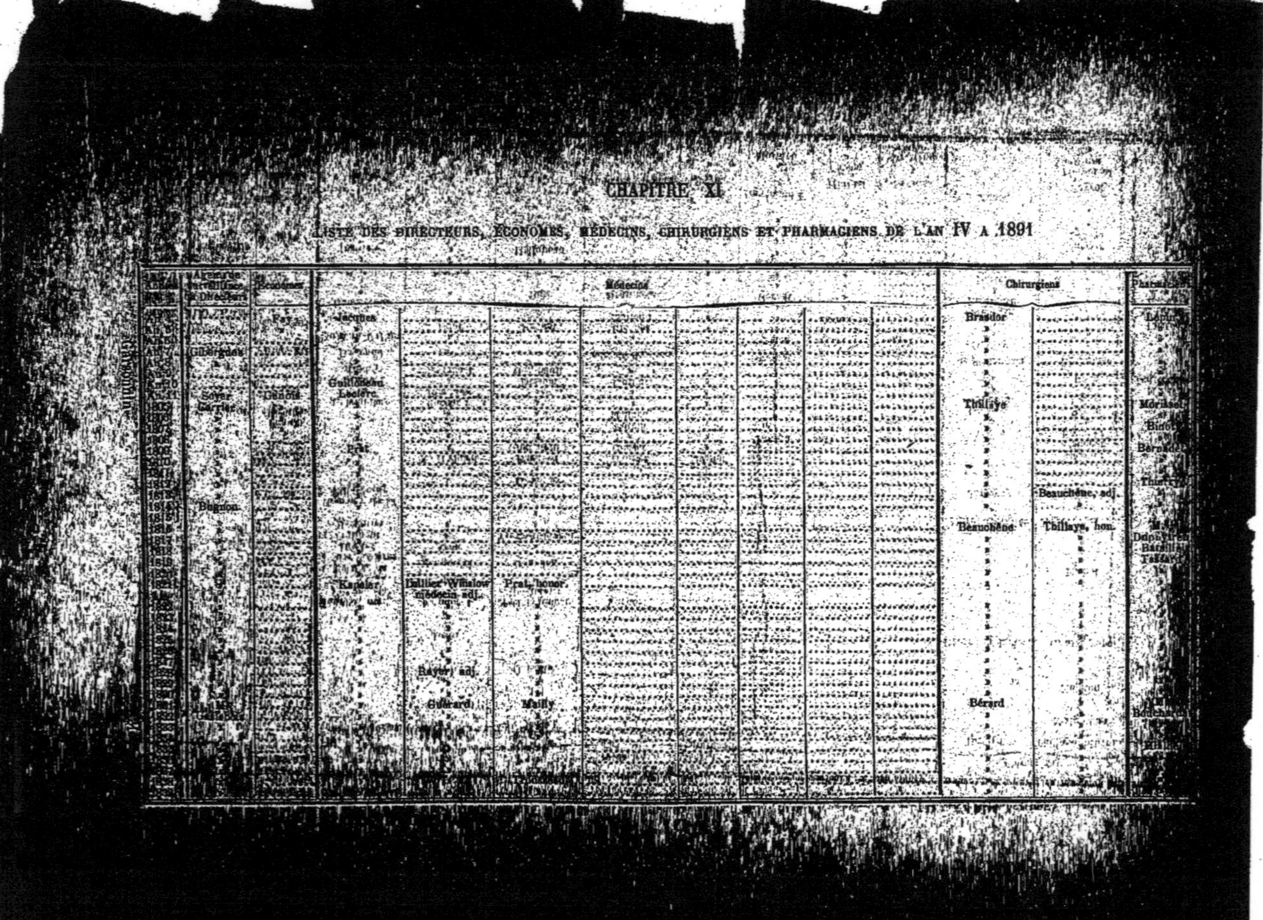

CHAPITRE XII

LES SŒURS DE SAINTE-MARTHE.

L'ordre des sœurs de Sainte-Marthe qui a desservi l'hôpital Saint-Antoine de 1811 à 1881 a une histoire des plus intéressantes.

M. Léon Séché dans un ouvrage tout récent a rappelé les points principaux de l'histoire de cet ordre ; nous allons emprunter à cet ouvrage les documents qui peuvent intéresser l'hôpital Saint-Antoine et esquisser rapidement l'histoire d'un ordre religieux qui est sur le point de disparaître.

« Les dernières sœurs de Port-Royal étaient à peine chassées des Champs, que le cardinal de Noailles se sentait pris de repentir (1)... Quelques années avant sa mort, il donnait un signe non équivoque du trouble de sa conscience, en autorisant Françoise-Elizabeth Jourdan, dont les sentiments jansénistes lui étaient bien connus, à fonder la congrégation des filles de Saint-Marthe.

« Madame Jourdan était née à Paris, dans le quartier Saint-Antoine. Mariée à M. Jean-Baptiste Théodon, sculpteur sur bois, qui dirigea pendant quelque temps les académies de peinture et de sculpture à Rome, elle eut le chagrin de le perdre dans cette ville le 18 janvier 1713 et resta veuve avec deux enfants qui se retirèrent l'un aux Camaldules, l'autre au monastère de Notre-Dame-de-Liesse.

« C'est alors que, pour employer sa grande fortune, elle eut l'idée d'établir à Paris une maison destinée à former des jeunes filles qu'on pût ensuite répandre dans le royaume, pour le soulagement des pauvres malades et l'instruction gratuite des jeunes filles.

« Dans ce but, elle réunit au mois d'août 1713, de l'agrément du cardinal de Noailles, quelques filles d'une piété solide dans une maison sise rue de Montreuil, mais leur nombre s'étant rapidement augmenté, elle les transféra, en 1719, rue de la Muette, faubourg Saint-Antoine, dans une maison beaucoup plus spacieuse. Enfin, vers l'an-

1. *Les derniers Jansénistes*, par Léon Séché, 1891, pages 99 à 102.

née 1722, le cardinal-archevêque les autorisa à se mettre en corps de communauté, ce qu'elles firent sans se lier par aucun vœu. Elles prirent alors pour costume une robe noire et un bonnet de même couleur, comme titre celui de sœurs de Sainte-Marthe, en souvenir de Marthe et de Marie dont elles remplissaient les deux fonctions, et pour leur fête celle de saint Lazare qui arrive le 2 septembre. Elles se formèrent une règle d'après celle de Port-Royal, firent élection d'une supérieure et reçurent des novices. »

Malgré la protection du cardinal de Noailles (1), elles ne purent obtenir de lettres patentes du Roi, et leur établissement, en dépit de leurs bons services, ne bénéficia jusqu'à Napoléon que de la tolérance administrative. »

« Cependant, la Révolution éclata (2) ; elle dispersa tous les ordres religieux. Les sœurs de Sainte-Marthe n'échappèrent pas à la loi commune. Elles furent obligées d'abandonner, en 1793, la plupart de leurs écoles et ne purent garder celles des paroisses de Saint-Leu et de Saint-Séverin, qui fourmillaient de jansénistes, qu'en dépouillant le costume de leur ordre.

« Réunies de nouveau, en 1801, elles furent autorisées par un décret impérial en date du 14 juin 1810, contenant brevet d'institution et approbation de leurs statuts, et desservirent, à partir de ce moment, les principaux hôpitaux de Paris : Cochin (1810), Saint-Antoine (1812), Beaujon (1813), puis l'Hôtel-Dieu et la Pitié sans compter l'École polytechnique, les lycées Louis-le-Grand, Saint-Louis, etc.

« Elles établirent alors le siège de leur communauté à l'hôpital Saint-Antoine, en souvenir de leur première maison de la rue de Montreuil.

« Elles vécurent en paix jusqu'à la fin du second Empire. Mais après le concile de 1870, elles furent en butte aux tracasseries de l'autorité ecclésiastique qui peu à peu les empêcha de se recruter. Lorsqu'une novice leur arrivait de la province, on commençait par s'informer de son lieu de naissance, puis on écrivait à sa famille qu'elle était tombée chez des hérétiques, et la novice, un beau jour, leur faussait compagnie. Elles s'étaient pourtant bien gardées de manifester leurs sentiments intimes à l'endroit du dogme de l'infaillibilité ; mais on savait à l'archevêché que leur fondatrice avait développé

1. *Les derniers Jansénistes*, page 105.
2. *Les derniers Jansénistes*, pages 110 à 113.

sa doctrine dans de petits livres où les casuistes sont assez maltraités, et cela suffisait à leur condamnation.

« Pour comble de malheur, le conseil municipal de Paris, n'écoutant que ses passions anti-religieuses, entreprit, à la suite du 16 mai, de laïciser tous les hôpitaux. Prises entre deux feux, l'ultra-montanisme, d'un côté et le Jacobinisme de l'autre, ces pauvres sœurs de Sainte-Marthe se virent dans la dure nécessité d'abandonner une à une toutes leurs maisons et se retirèrent à Magny-les-Hameaux, dans une petite propriété que leur avait donnée M. Silvy, en 1834, pour y faire l'école aux jeunes filles du pays. C'est là que leur communauté achève de s'éteindre. Ce ne sera pas long désormais, car elles sont vieilles pour la plupart, et la mort éclaircit leurs rangs d'année en année. Elles étaient dix-neuf en 1882 ; elles sont tout au plus une dizaine aujourd'hui. »

L'État leur sert une pension de 600 francs. Quant aux novices qui étaient à Saint-Antoine en 1881 lors de la laïcisation, quelques-unes devinrent surveillantes laïques des hôpitaux. La Salpêtrière en a recueilli plusieurs en qualité de reposantes.

Avant de terminer ce chapitre nous donnerons, d'après M. Séché les principaux statuts de l'ordre de Sainte-Marthe, tels qu'ils furent approuvés par Napoléon, en 1810.

Statuts généraux.

Art. 1. — La communauté des sœurs de Sainte-Marthe se compose de sujets qui se consacrent librement et sans vœux, sous la direction d'une supérieure, au service des pauvres malades et à l'éducation gratuite des enfants.

Art. 5. — Les sœurs n'étant point liées par des vœux, peuvent quitter la communauté, quand elles le jugent à propos, et réciproquement, la communauté peut les renvoyer quand il y a lieu.

Election et administration.

Art. 1. — La supérieure générale est élue à la majorité des suffrages, et doit être âgée de quarante ans au moins.

Art. 3. — Il y a auprès de la supérieure générale une maîtresse de novices, élue à la majorité des suffrages par la supérieure générale et les supérieures des maisons secondaires.

Art. 5. — Pour être admise au nombre des sœurs, il y faut six mois de postulence et un an de noviciat, soit à la maison chef-lieu, soit dans les maisons particulières.

Devoirs des sœurs.

Art. 4. — Dans les maisons particulières où les sœurs sont établies pour le service public, les unes visitent les malades, préparent et distribuent la nourriture et les médicaments ; les autres font les écoles, elles se chargent en général de tout ce qui constitue leur ministère, en se conformant aux usages des lieux.

Art. 6. — Les sœurs de Sainte-Marthe ne sont assujetties à aucun exercice particulier de religion : elles suivent ceux des paroisses sur lesquelles elles sont établies.

Costume.

Les sœurs et les novices portent un costume qui consiste dans une robe et un mantelet noirs : tablier blanc dans l'intérieur de la maison, et le bonnet rond, uni, blanc.

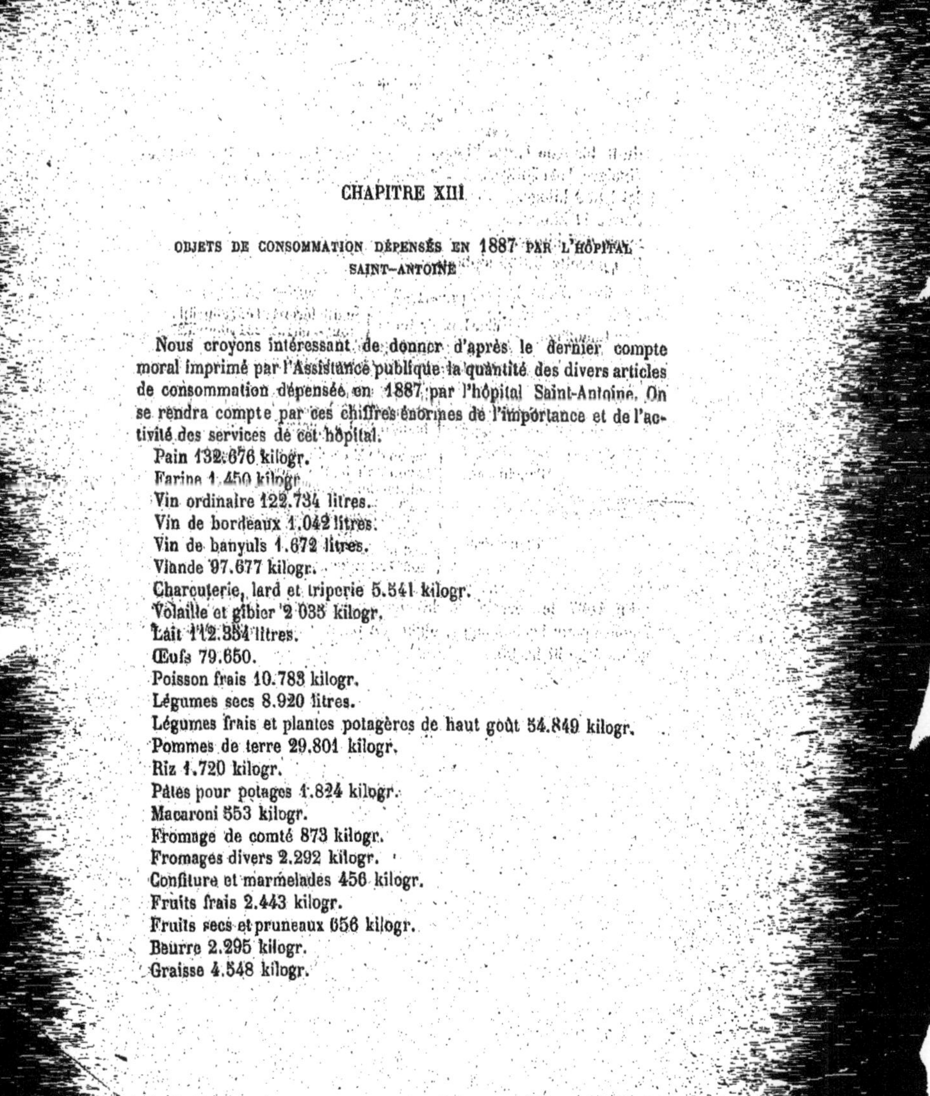

CHAPITRE XIII

OBJETS DE CONSOMMATION DÉPENSÉS EN 1887 PAR L'HÔPITAL SAINT-ANTOINE

Nous croyons intéressant de donner d'après le dernier compte moral imprimé par l'Assistance publique la quantité des divers articles de consommation dépensée en 1887 par l'hôpital Saint-Antoine. On se rendra compte par ces chiffres énormes de l'importance et de l'activité des services de cet hôpital.

Pain 132.676 kilogr.
Farine 1.450 kilogr.
Vin ordinaire 122.734 litres.
Vin de bordeaux 1.042 litres.
Vin de banyuls 1.672 litres.
Viande 97.677 kilogr.
Charcuterie, lard et triperie 5.541 kilogr.
Volaille et gibier 2 035 kilogr.
Lait 112.354 litres.
Œufs 79.650.
Poisson frais 10.783 kilogr.
Légumes secs 8.920 litres.
Légumes frais et plantes potagères de haut goût 54.849 kilogr.
Pommes de terre 29.801 kilogr.
Riz 1.720 kilogr.
Pâtes pour potages 1.824 kilogr.
Macaroni 553 kilogr.
Fromage de comté 873 kilogr.
Fromages divers 2.292 kilogr.
Confiture et marmelades 456 kilogr.
Fruits frais 2.443 kilogr.
Fruits secs et pruneaux 656 kilogr.
Beurre 2.295 kilogr.
Graisse 4.548 kilogr.

Huile blanche 1.802 kilogr.
Vinaigre 1.477 litres.
Sel 4.800 kilogr.
Poivre 47 kilogr.
Sucre 287 kilogr.
Eau de seltz 5.839 siphons.

Chauffage
- bois 176 stères.
- charbon de terre
  - gailleterie 1.102.850 kil.
  - tout-venant 231.000 kil.
- coke 446 hectolitres.
- charbon de bois 47 hectolitres.

Éclairage
- huile à brûler 1.019 kilog.
- chandelle 37 kilog.
- bougie 316 paquets.

Blanchissage
- savon de Marseille 2.889 kilog.
- savon noir 5.450 kilog.
- sel de soude 8.581 kilog.

Fourrages
- foin et luzerne 726 bottes.
- paille de blé 720 bottes.
- avoine 6.347 kilog.
- son 728 kilog.

En 1887, le service de la pharmacie a coûté 63,473 fr. 83. La dépense pour les bandages, objets de pansement, instruments, etc., a été de 49.459 fr. 96.

CHAPITRE XIV

MORTALITÉ COMPARÉE.

On a vu au cours de cette histoire de l'hôpital Saint-Antoine les améliorations continuelles qui ont été apportées dans ses différents services principalement depuis une dizaine d'années. En outre, cet hôpital est desservi par un personnel nombreux, éclairé et dévoué. Il est donc naturel, dans ces conditions, que l'hôpital Saint-Antoine tienne un bon rang parmi les hôpitaux au point de vue de la mortalité et c'est ce qui a lieu en effet. Le tableau que nous reproduisons permettra de se rendre compte de ce que nous avançons. Espérons en terminant que la mortalité qui s'abaisse peu à peu depuis une vingtaine d'années continuera à s'abaisser et retrouvera les moyennes de un mort sur 10 ou 12 malades qui ont été atteintes de 1833 à 1841, pour l'ensemble des hôpitaux de Paris, et de 1844 à 1852 à l'hôpital Saint-Antoine.

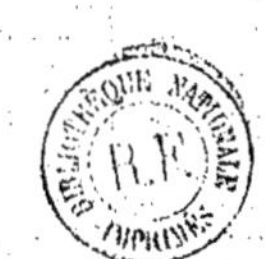

Années.	Hôtel-Dieu.	Pitié.	Charité.	Necker.	Cochin.	Beaujon.	Saint-Antoine.
An XI	un sur 4.14	un sur —	un sur 4.94	un sur 5. »	un sur 5.39	un sur 5.80	un sur 4.45
1810	6.33	—	7.63	6.81	8.08	5.06	5.85
1814	4.63	3.55	4.49	4.54	5.37	4.52	5. »
1820	7.10	8.59	6.72	7.09	7.10	6.55	6.72
1825	6.05	7.66	7.27	6.89	9.03	7.58	12.67
1830	6.87	9.45	7.61	9.21	9.25	6.64	7.81
1835	10.14	12.26	11.56	8.97	12.93	8.92	8.91
1840	8.72	14.69	10.46	10.72	10.75	9.49	8.37
1845	8.37	12.40	11.13	9.45	11.03	9.69	11.41
1850	9.06	13.23	10.15	10.07	15.09	9.29	12.68
1855	8.16	8.46	8.78	8.30	9.62	7.27	8.18
1860	8.52	7.69	9.78	9.76	8.41	7.02	9.65
1865	7.52	7.86	8.42	6.75	9.71	7.24	7.52
1870	5.82	5.69	6.54	6.15	8.68	5.92	5.49
1875	6.57	9.19	7.55	9.10	12.93	7.75	7.28
1880	6.47	7.06	8.49	7.87	7.96	7.54	6.50
1885	7.12	7.22	8.02	7.85	11.16	8.72	6.88
1887	8.19	8.62	9.74	7.42	12.85	8.09	8.21

Tableau comparatif de la mortalité moyenne à l'hôpital Saint-Antoine et dans les grands hôpitaux parisiens.

Vu par le président de la thèse
LABOULBÈNE

Vu par le doyen,
BROUARDEL

Vu et permis d'imprimer,
Le Vice-Recteur de l'Académie de Paris
GRÉARD

TABLE DES MATIÈRES

H. JOUVE, Imp. de la Faculté de médecine, 15, rue Racine, Paris.

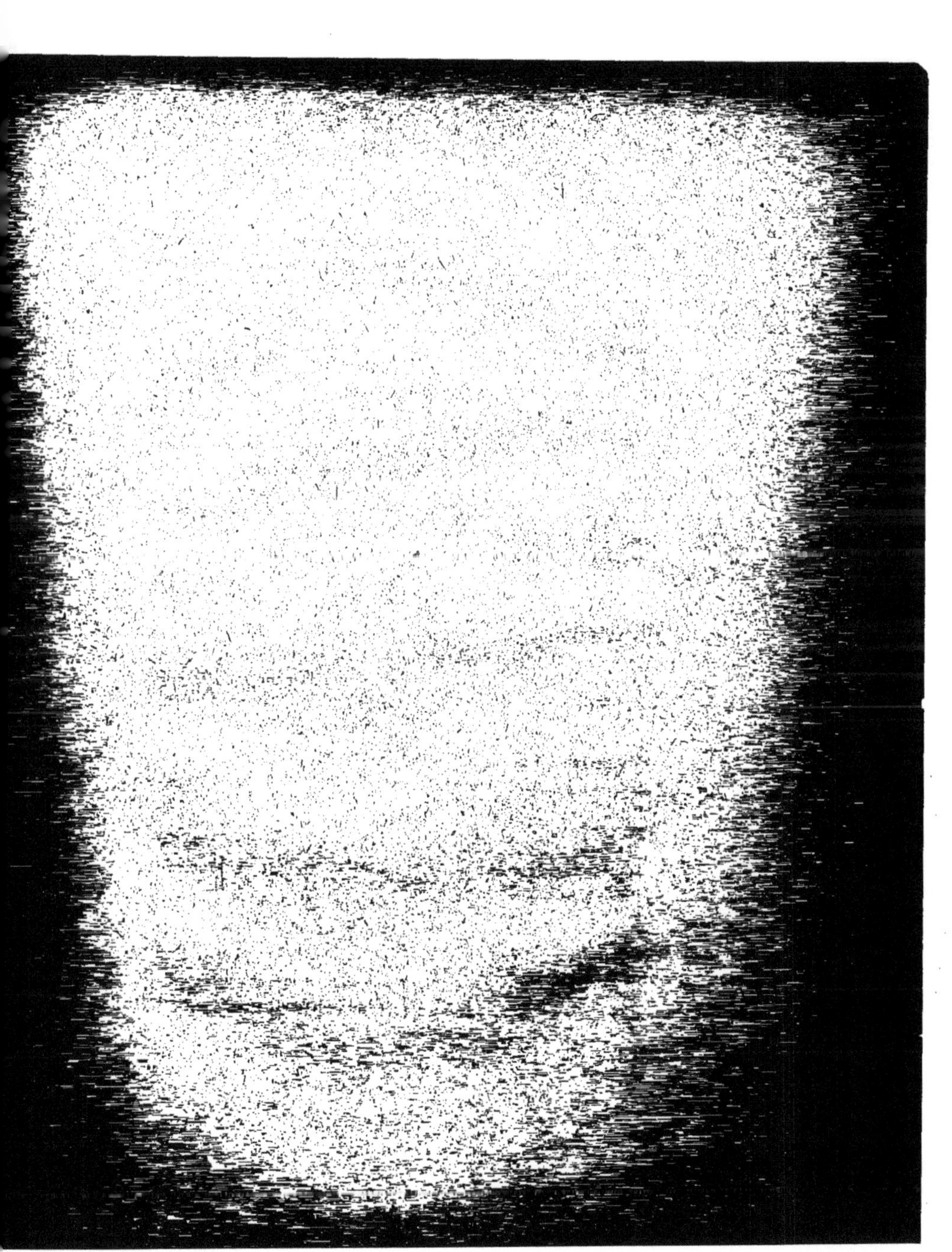

LÉGENDE

Services généraux.

1. Vestibule d'entrée, Concierge.
2. Consultation.
3. Cabinets du Médecin et du Chirurgien.
4. Bureau des Entrées.
5. Cabinet du Directeur.
6. Cabinet de l'Économe.
7. Vestiaire des Médecins.
8. Annexe de la Pharmacie.
9. Magasins et Atelier du menuisier.
10. Écurie.
11. Hangars.
12. Élèves en pharmacie.
13. Archives de l'Hôpital.
14. Chapelle.
15. Logement du Directeur.

—

Pharmacie.

16. Tisanerie.
17. Laboratoire.
18. Magasin.

—

Lingerie.

19 Salle de pliage et raccommodage.
20. Lingerie.

—

21 et 24. Dépôt des vêtements des malades
22. Change du linge pour le personnel.
26. Matelasserie.

—

Service des morts.

27. Vestibule.
28. Salles des morts.
29. Salle d'autopsie.
30. Cabinet.
31. Logement du Garçon d'amphithéâtre.

—

Buanderie.

32. Lessive.
33 Séchoirs.
34. Dépôt du linge sale.
35. Salle de repassage.

—

39. Logement de Sous-Employé.
41. Chantier.
43. Bâtiment central.
44 et 45. Pavillon Est.
46 et 47. Pavillon Ouest.
48. Pavillon Lorain.
49, 50, 51 et 52. Pavillon d'isolement.
53. Pavillon Moïana.
54. Cuisine.
55. Bains internes et externes.

—

Projet de Maternité.

Consultation.
Salle de travail.
Salle des femmes enceintes.
Salles des femmes accouchées.
Salle d'isolement.

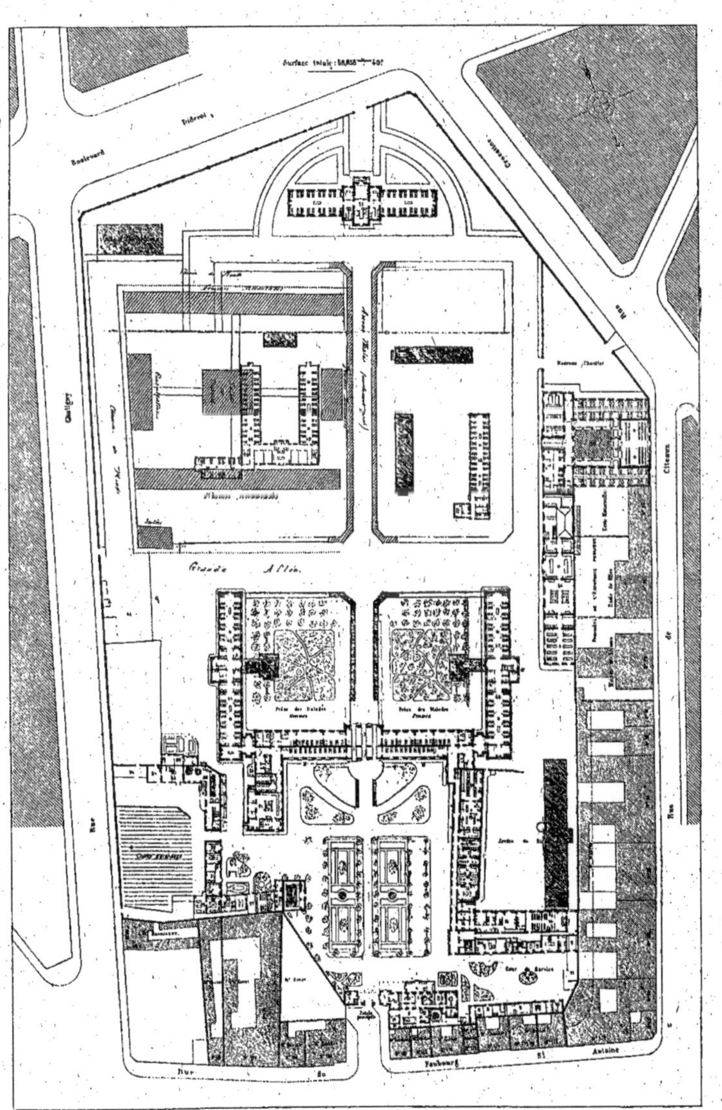

Plan de l'Hôpital Saint-Antoine en 1891.

TABLE

A. Entrée principale.

B. B. Portier, Hangars et Magasins.

C. Bureau de réception, Lingerie, Pharmacie, Logement de l'Économe, Dépôt des Vêtements.

D. D. Cuisine, Réfectoire des Employés et Bains.

E. Infirmerie des Femmes.

F. Infirmerie des Hommes.

G. Promenoir des Femmes.

H. Promenoir des Hommes.

I. Salle d'Opérations et Dépôt des Morts.

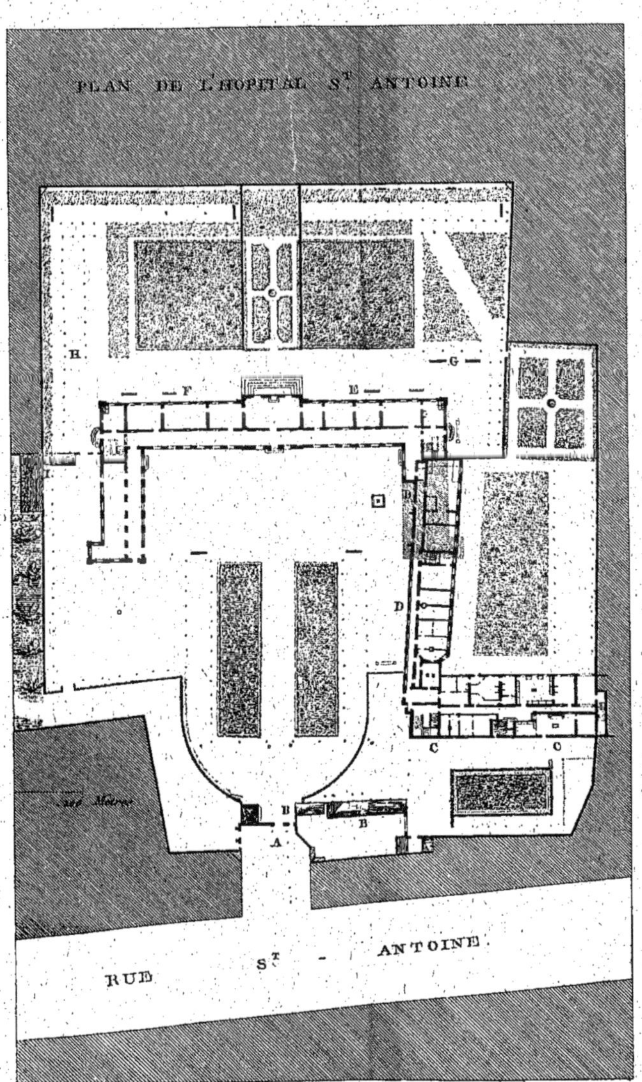

Plan de l'Hôpital Saint-Antoine en 1820.

www.ingramcontent.com/pod-product-compliance
Ingram Content Group UK Ltd.
Pitfield, Milton Keynes, MK11 3LW, UK
UKHW021122220726
13924UKWH00004B/1862

9 782019 951429